Adonis Guide

Der kompromisslose Weg zum Traumkörper

Philipp Lehmann

Hinweise für den Leser und Nutzer dieses Werkes

Alle Aussagen dieses Buches sind nach bestem Gewissen des Autors getroffen worden. Die Umsetzung der Ratschläge obliegt der alleinigen Verantwortung des Lesers. Vor Beginn des Trainings und einer möglichen Ernährungsumstellung sollte ein fachmännischer Arzt konsultiert werden.

ISBN-13: 978-1495344534

Philipp Lehmann
Bachstraße 9
14542 Werder
Deutschland

Coverdesign: Erandhi Piyadigamage (www.eclore-design.de) und Patrick Lehmann

Coverbild: © Andrei vishnyakov - Fotolia.com

Erstauflage 2014

Printed in Germany by Amazon Distribution GmbH, Leipzig

Vielen Dank an meinen Bruder Patrick für die wertvollen Tipps zur Verbesserung dieses Buches und an Erandhi für die tolle Covergestaltung. Außerdem möchte ich mich bei all den inspirierenden, einzigartigen, intelligenten Buch-Autoren bedanken, die mein Leben mehr als jeder andere beeinflusst haben. Das gesammelte Wissen und die Weisheit von Generationen niedergeschrieben in Büchern ist der größte Schatz unserer Zeit. Daher gilt mein Dank jedem Autor, der seinen Teil dazu beigetragen und es uns somit ermöglicht hat, selbstständig zu lernen und zu wachsen, ohne dabei auf Bildungsinstitute angewiesen zu sein. Ein Hoch auf das Buch, Ehre den Autoren.

Inhalt

1 Einleitung

Nach vielen Jahren der Wissens- und Erfahrungsbeschaffung in der Fitness- und Ernährungsbranche, musste ich mich letztendlich einer tiefgreifenden Erkenntnis hingeben: Viele Experten und Autoren verrennen sich in Details, verlieren den Blick für das Wesentliche und verkomplizieren unnötigerweise wo sie nur können. Ich habe schon zahlreiche Athleten, Neulinge ebenso wie Fortgeschrittene, beraten und dabei erkennen müssen, dass die Wissensvielfalt die Krankheit der Branche ist. Wie eine Seuche hat sie sich mit dem Aufschwung des Körperkults ausgebreitet und durch das Internet vielfach verstärkt. Es gibt unzählige Trainingssysteme, hunderte Ernährungsstrategien und mehr Halbwahrheiten als Sand am Meer. Irgendwie scheint jeder Experte etwas anderes zu behaupten und sie alle scheinen auch noch logisch nachvollziehbare Argumente für ihre Sache zu haben. Anfänger fühlen sich von der großen Menge sich widersprechender Informationen erschlagen, wissen weder ein noch aus und nicht wenige brechen mit ihrem Training schon ab, bevor es überhaupt erst richtig begonnen hat. Was ist denn nun die Wahrheit? Kohlenhydratreich oder fettreich ernähren? Viele Sätze und Trainingseinheiten oder wenige hochintensive? Wie funktioniert der Muskelaufbau? Wie lange benötigt der Körper zur Regeneration? Wie sieht der optimale Trainingsplan aus? Wie nimmt man schnell ab? Welche Supplemente helfen mir? Warum haben Männer Brustwarzen?

Alle benötigten Informationen lassen sich in den unzähligen Fachbüchern zum Thema nachlesen und ausdifferenzieren. Man kann nun also jahrelang die verschiedenen Aspekte der Trainings- und Ernährungswissenschaft studieren, wie ich es auf eigene Faust getan habe, oder man gibt sich einem praktisch bewährten Ansatz hin. Genau diesen Ansatz biete ich dir hier an. Ich werde nicht in die komplexen Details der Trainings- und Ernährungswissenschaften gehen und mich schon gar nicht um Studien bemühen – die traurige Wahrheit ist nämlich, dass ich zu jeder meiner Aussagen, mag sie auch noch so unsinnig sein, eine entsprechende Studie mit einer Handvoll gläubiger Experten finden könnte, um diese Aussagen zu untermauern. Aus diesem Grund verzichte ich auch auf Quellenangaben – ich könnte Quellen für alles finden, daher kommt hier nur zur Sprache, was sich praktisch bewährt hat.

Dieses Buch ist ein praktischer Leitfaden, ein langfristiger Trainingsplan, mit dem Du deinen Traumkörper erreichen kannst. Dabei habe ich das Rad nicht neu erfunden und das ist auch gar nicht nötig. Es gibt auf diesem Gebiet schon so ziemlich alles was es geben muss. Entscheidend ist das Funktionierende herauszufiltern und zu verfeinern. Genau das habe ich mit dem *Adonis-Guide* getan. Es gibt sicherlich auch viele weitere Trainingsmöglichkeiten, die ebenfalls funktionieren können. Die Pläne dieses Buches basieren allerdings auf den meiner Meinung und Erfahrung nach effektivsten und sinnvollsten Methoden und ich garantiere jedem gewissenhaften Anwender sichtbare Erfolge. Wenn Du dem Adonis-Guide folgst und die Ratschläge umsetzt, so wirst Du dich innerhalb eines Jahres vollkommen neu erfinden – mit einem starken, ästhetisch ansprechenden Körper und einem disziplinierten Geist einschließlich mehr Selbstbewusstsein und Selbstständigkeit.

Möglicherweise erscheint dir der Gedanke an einem einjährigen Programm unbehaglich. Vielleicht denkst Du dabei an all die üblichen Versprechen unserer modernen Werbegesellschaft à la „Super Sixpack in 6 Wochen" oder „10kg Fettabbau mit nur 10 Minuten Training am Tag" – könnte man seinen Traumkörper daher nicht auch in viel weniger Zeit erreichen?

Unser Problem ist, dass wir alles sofort haben wollen – und das möglichst ohne großen Einsatz. Genau das macht sich die Werbung zu Nutze. Wir werden geblendet mit falschen, haltlosen Versprechungen, die letztlich in der Regel nur darauf abzielen, unser Geld zu kassieren. Es wird ein hartes Stück Arbeit, deinen Traumkörper zu bekommen. Nichts von Wert bekommt man geschenkt. Es wird vielmehr erst dadurch wertvoll, dass man sich und seine Trägheit überwindet und harte Arbeit investiert. Der Weg ist das Ziel. Ehrliches, sprich leidenschaftliches, hartes Training führt zu einem neuen, einem besseren Leben, wohingegen

Training ohne Begeisterung und Einsatz nichts anderes als Zeitverschwendung ist. Echtes Training prägt Körper und Geist, führt zu einer neuen, entwicklungsorientierten Lebensweise, die definitiv mehr Erfüllung verspricht als unsere bisherige. Momentan leben viele von uns nicht mehr natürlich. Wir sind eher passive Konsumente statt aktiv handelnde Individuen. Wir sind darauf aus, mehr zu haben, anstatt mehr zu sein. Doch vergessen wir dabei, dass wir noch immer Bestandteil der Natur sind und den Gesetzen der Evolution unterliegen. In der Natur unterliegt alles einem stetigen Wandel, Stillstand gibt es nicht. Entwicklung ist das große Grundgesetz des Lebens und nur wenn wir uns daran halten, wenn wir im Fluss bleiben, können wir erfüllt leben. **Aber Entwicklung benötigt Zeit.** Umfassende körperliche Veränderungen benötigen Zeit. Mit Sicherheit wirst Du schon nach wenigen Wochen mit den Plänen dieses Buches sichtbare Ergebnisse erzielen, aber Du kannst nicht darauf hoffen, deinen Traumkörper über Nacht zu erlangen. Aus diesem Grund habe ich mich gegen den Trend entschieden und ein langfristiges Programm konzipiert. Das einjährige Programm dieses Buches enthält einen praktischen 8-stufigen Leitfaden mit gezielten, abwechslungsreichen Trainingsplänen und passenden Ernährungsstrategien. Das gesamte Buch ist so aufgebaut, dass Du dich kapitelweise vorarbeiten und ganz allmählich tiefer in die Materie einsteigen kannst. Dieser Stil ist eher unüblich und zu Anfang vielleicht etwas unübersichtlich. Aber ich habe den Aufbau des Buches bewusst so gewählt, denn die einzelnen Systeme und Prinzipien sind für viele Athleten wahrscheinlich Neuland und ich möchte es Vermeiden, dich als Leser mit Unmengen an Wissen und Erklärungen auf einen Schlag zu überladen. Zum Training gehört ein kompletter Lebenswandel, was gerade für vielbeschäftigte Menschen nicht immer einfach ist. Es braucht deshalb schlicht und einfach seine Zeit. Daher eines nach dem anderen und nicht alles auf einmal.

Am Ende des Jahres sollten dir die wichtigsten Aspekte zielführender Trainings- und Ernährungsgestaltung in Fleisch und Blut übergegangen sein, sodass Du selbstständig weiterarbeiten kannst. Hierfür können dir speziell die am Ende einer jeden Phase zusammengefassten „wichtigen Erkenntnisse" behilflich sein.

Ich möchte an dieser Stelle unterstreichen, dass dieses Buch kein Lexikon ist. Viele Athleten, speziell Einsteiger, wollen jede noch so kleine Frage beantwortet haben. Ich habe grundsätzlich nichts gegen Wissbegierde, unterstütze das sogar. Doch beim Kraftsport und der Ernährung besteht wie bereits angesprochen die sehr große Gefahr, sich in unwichtigen Details zu verfangen und den Blick fürs Wesentliche zu verlieren. Ich selbst habe diesen Fehler oft begangen und sehe es auch bei unzähligen anderen Athleten und Experten. Dem möchte ich mit diesem Buch entgegen wirken. Es werden alle wesentlichen Fragen geklärt, doch kleine Details mögen durchaus offen bleiben, weil sie keine ausschlaggebenden Faktoren darstellen. Hier bist Du gefragt. Das langfristige Ziel sollte es sein, unabhängig von den Anweisungen und Plänen anderer trainieren zu können. Das kann nur gelingen, wenn ein gewisses Maß an Selbstständigkeit und Verständnis der Materie erreicht wird, was wiederum eigene Entscheidungen erfordert. Du musst nicht groß darüber nachdenken, sondern es einfach tun. Ganz dem berühmten Nike-Motto: Just do it! Wissenschaftliche Analysen sind unnötig, nur der Wille zum Handeln zählt. Die Zeit des Schwafelns und Denkens ist vorbei, es gilt endlich aktiv zu werden und zu handeln. Das Leben und die Entwicklung in die eigene Hand zu nehmen und seine Geschicke zu lenken. Gedanken sind ganz nett, aber nur was realisiert wird ist echt – ist real. Die Wahrheit erkennen wir in unseren Taten, nicht in unseren Worten. Willst Du einen gesunden, starken, schönen Körper und ein energiegeladenes, erfülltes, aktives Leben? Dieses Buch kann dir eine Stütze dafür sein, aber schlussendlich zählt nur das, was Du auch umsetzt. Beginne zu handeln!

2 Der Wert der Begeisterung

Bevor es mit dem richtigen Training losgehen kann, müssen wir noch einen Blick auf die wichtigste Erfolgskomponente werfen: Der Wille. Ausbleibender Trainingserfolg wird meistens entweder auf ein schlechtes System, falsche Ernährung oder schlechte Gene zurückgeführt. So wird entweder von System zu System, Diät zu Diät gewechselt oder in Selbstmitleid verfallen, doch geändert wird auf die Art nichts, denn der eigentliche Fehler bleibt unangetastet. **Der Wille entscheidet über Erfolg und Misserfolg!** Unterschätze niemals den Einfluss der Willenskraft. Ich werde im Verlaufe des Buches noch oft darauf zurückkommen und das aus gutem Grund. Mit der richtigen Einstellung können Berge versetzt werden, mit der falschen hingegen kommst Du nicht weit. Kraft beispielsweise ist in aller erster Linie eine Fähigkeit, deren Entfaltung zum Großteil dem Willen des Athleten obliegt. Wusstest Du, dass Du bereits die erforderliche Muskelmasse besitzt, um sehr schwere Gewichte bewegen zu können? Normale Menschen nutzen vielleicht 20-25% ihres Kraftpotenzials. Die Kraftentfaltung wird vom Zentralnervensystem (ZNS) gedrosselt, weil die Muskeln nicht sauber koordiniert werden können – sowohl innerhalb der Muskeln (intramuskuläre Koordination) als auch zusammen mit anderen Muskeln (intermuskuläre Koordination). Mit regelmäßigem Training aber auch mit gesteigerter Konzentration und Aggressivität kann der Prozentsatz der Kraftentfaltung merklich erhöht werden.

Unternehmen wir einen kleinen Ausflug zur menschlichen Psyche. Es gibt Experimente, bei denen die speziellen Areale im Gehirn schon vor dem bewussten Entschluss zu einer bestimmten Bewegung Aktivität aufweisen. Forscher konnten beispielsweise anhand dieser Aktivität voraussagen, ob eine Testperson mit der linken oder rechten Hand auf einen Knopf drücken wird. Einige meinen daraus den Beweis erkennen zu können, dass der Mensch keinen freien Willen hat. Doch das ist aus meiner Sicht ein Fehlschluss. In Wahrheit muss im Kopf zuerst ein Aktionspotenzial geschaffen werden, ehe der Entschluss zur Bewegung gefasst werden kann. Mit anderen Worten: Wir müssen uns zuerst überlegen, was wir da machen wollen, ehe wir es tatsächlich umsetzen können. Genau das wird dann in den Gehirnscans erkannt. Wo ist der Zusammenhang? Beim Training verhält es sich genauso. Wir müssen im Kopf zuerst die Bewegung durchgehen, bevor wir sie ausführen können. Bei vielen erfolglosen Athleten geschieht dies unbewusst. Sie gehen an die Hantel, ohne sich bewusst einen Kopf darüber zu machen, was sie da gleich tun wollen. Möglicherweise achten sie auf ein paar wichtige Punkte, beispielsweise den Rücken gerade zu halten, aber sie *fühlen* die Bewegung nicht. Sie sind nicht voll bei der Sache. Alltagsprobleme und unwichtiges Gedankengeschwurbel zerstreuen die Konzentration. **Je höher die Konzentration, desto größer die Kraftentfaltung!** Bereits bevor die Hantel berührt wird, muss die Bewegung im Kopf haargenau durchgespielt werden. Jeder einzelne Moment der Bewegung muss möglichst mit allen Sinnen erfasst werden. Die beteiligten Muskeln müssen bewusst stark unter Spannung gesetzt werden. Auf diese Weise können die Muskeln besser koordiniert und mehr Kraft entfaltet werden.

Wenn der Kopf nicht bei der Sache ist, kann der Körper nicht richtig arbeiten. An dieser Stelle sollten wir noch einmal einen kleinen Ausflug zum Gehirn unternehmen. Viele Menschen glauben, Gehirnstrukturen bilden sich aus, wenn damit verbundene Aktivitäten ausgeführt werden. Das Gehirn soll wie „ein Muskel" sein – wer viel rechnet, wird dabei besser, weil das Gehirn entsprechende Strukturen verstärkt ausbildet. Mittlerweile sind Forscher schon so weit zu erkennen, dass sich das Gehirn in Kombination mit Begeisterung merklich anpasst. Wer also überhaupt keine Lust auf Rechnen hat und gequält mehr schlecht als recht bei der Sache ist, wird keine großartigen Anpassungen im Gehirn hervorrufen.

Als Konsequenz daraus zogen manche Forscher den Schluss, das Gehirn sei *nicht* wie ein Muskel. Doch auch das ist zumindest von der Kausalitätskette her nicht richtig, denn eigentlich ist es praktisch gesehen beim Muskelaufbau nicht anders. Das Gehirn passt sich nur in Verbindung mit Begeisterung an und genau so verhält es sich auch mit den Muskeln.

Eine rein mechanische Betrachtungsweise ist hier fehl am Platze. Sieh dir einmal die Studiozombies an, die in den Satzpausen gemütlich auf den Geräten bleiben, sich wohlfühlen wollen und mit ihren Gedanken ganz woanders sind. Sieh sie dir genau an. Kommen sie voran? Haben sie sich innerhalb des letzten Jahres überhaupt verändert? Kein bisschen. Ohne Begeisterung läuft beim Training *nichts*. Konzentration, Leidenschaft, Beharrlichkeit, Aggressivität, Disziplin machen den Erfolg aus – also die Willenskraft. **Du musst es wollen!** Du musst den Körper begeistern, ihn deinem Willen unterwerfen. Jedes Training muss von neuem mit der richtigen Einstellung angegangen werden, nur dann kann die Muskulatur ausreichend gefordert werden, um wirkungsvolle Wachstumsreize zu setzen. Klingt nach viel Arbeit, kann man die nicht umgehen? Nein! Arbeit ist genau das, was wir hier suchen. Nur am Widerstand können wir wachsen. Wer sich beim Training das Leben leicht machen will, läuft auf dem Holzweg der Erfolgslosen. Kein Erfolg ohne harte, leidenschaftliche Arbeit! Training soll hart sein. Es fordert, um zu fördern.

Bedenke dabei stets, was Du zu gewinnen hast. Training ist nicht nur eine oberflächliche Verbesserung des Äußeren. Es geht darum, zu einem besseren, vollständigeren Menschen zu werden. All die charakterlichen Fähigkeiten, die im Training über den Erfolg Ausschlag geben, sind auch im restlichen Leben von enormem Wert. Training ist keine eigene Welt, sondern Leben per se. Mit Krafttraining können wir unseren Körper fördern, den Charakter prägen und den Weg in ein erfolgreiches, selbstbestimmtes Leben beschreiten. **Körperliche und geistige** Entwicklung gehören zum Spiel des Lebens. Die Frage bleibt jetzt nur, ob Du mitspielen willst. Willst Du Teil der Evolution sein, natürlich, glücklich und erfüllt leben, statt passiv, leidenschaftslos zu konsumieren und eine graue Puppe im Schaufenster der Gesellschaft zu sein? Ja? Super, dann fangen wir langsam an, praktisch zu werden.

3 Die Grundlagen

Langsam nähern wir uns der Praxis. Bevor mit dem *Adonis-Guide* Programm begonnen werden kann, sollten noch einige Grundaspekte beleuchtet werden, damit auch Anfänger ihren Nutzen aus diesem Buch ziehen können. Klären wir zunächst der Vollständigkeit halber die Begrifflichkeiten.

Eine *Wiederholung* ist eine vollstände Bewegung einer Übung. Ein Liegestütz ist eine Wiederholung, 10 Liegestütze nacheinander sind 10 Wiederholungen. Ein *Satz* ist eine Ansammlung von Wiederholungen. Wer also 10 Liegestütze hintereinander macht, pausiert und erneut 10 Liegestütze hintereinander absolviert, der hat 2 Sätze à 10 Wiederholungen durchgeführt.

Wiederholungszahl, Satzzahl und Pausenlänge sind die Grundparameter, aber auch das Tempo der Bewegung spielt eine wichtige Rolle. Dazu sehen wir uns den Aufbau einer einzelnen Wiederholung genauer an.

3.1 Wie sieht eine Wiederholung genau aus?

Eine Wiederholung setzt sich aus der konzentrischen (positiven) und der exzentrischen (negativen) Phase zusammen. Die konzentrische Phase beschreibt das Heben des Gewichtes. Wenn Du dich beispielsweise beim Klimmzug an der Stange nach oben ziehst, dann ist das die konzentrische Phase. Die exzentrische Phase ist das Gegenstück, also das Herabsenken des Gewichtes.

Es gibt viele verschiedene Ansichten bezüglich der optimalen Gestaltung dieser beiden Phasen. Für mich steht folgendes fest: **Muskeln wachsen am besten durch das Heben des Gewichtes.** Das Herabsenken des Gewichtes verlängert die Erholungszeit durch größere Muskelschäden, ohne für adäquate Wachstumsreize zu sorgen. Daher werden bei dem Trainingsprogramm dieses Buches die Gewichte möglichst schnell, aber

dennoch *kontrolliert* (um Verletzungen zu vermeiden) herabgesenkt. Die konzentrische Phase hingegen wird so explosiv wie möglich durchgeführt. Dadurch werden auch die größten Muskelfasern einbezogen, was letztendlich für größere Wachstumsreize und daher auch Erfolge sorgt.
Am untersten Punkt, also beim Übergang von der exzentrischen zur konzentrischen Phase, sollte eine ganz kurze Pause eingelegt werden, um den Schwung rauszunehmen, damit die von den Muskeln verrichtete Arbeit nicht durch Schummeln erleichtert wird. Am obersten Punkt, also am Übergang von der konzentrischen zur exzentrischen Phase, kann auf eine Pause der Bewegung verzichtet werden. Es gibt zwar das Prinzip der *Spitzenkontraktion*, bei dem am obersten Punkt einer Bewegung sämtliche Muskeln fest angespannt werden, um den gesetzten Wachstumsreiz zu vergrößern, aber davon halte ich ehrlich gesagt nicht viel. Die Spitzenkontraktion raubt Kraft, die eigentlich für weitere Wiederholungen eingesetzt werden könnte – Muskeln wachsen primär durch Bewegung!

Merke: Das Gewicht so schnell wie möglich und dennoch kontrolliert absenken, kurz pausieren und explosiv wieder heben.

3.2 Wie soll geatmet werden?

In der Regel wird bei der konzentrischen Phase aus- und bei der exzentrischen Phase eingeatmet. Einzig beim Klimmzug kann diese Atmung umgekehrt, um die Kontraktion der Rückenmuskeln zu verstärken. Achte unbedingt darauf, kontinuierlich und nicht abrupt zu atmen, weil es sonst zu der so genannten Pressatmung, welche im *Extremfall* zu einem Kreislaufzusammenbruch führt, kommen kann. Sofern kontinuierlich geatmet wird, gibt es dahingehend jedoch nichts weiter zu befürchten.

3.3 Worauf sollte bei der Übungsausführung geachtet werden?

Es gilt bei allen Übungen *immer* auf eine saubere Technik zu achten. Führe alle Bewegungen kontrolliert und mit einer durchgehend einwandfreien Technik aus. **Erst kommt die Technik, dann das Gewicht!** Wie die richtige Technik der Übungen aussieht, sprengt den Rahmen dieses Buches. Auf meinem Blog *simply-progress.de* findest Du alle Übungen aus diesem Buch ausführlich beschrieben und mit Videos unterlegt. Ich habe dort zudem die häufigsten Fehler erklärt, damit Du weißt, worauf zu achten ist.

Zur richtigen Technik gehört auch der vollständige Bewegungsumfang. **Nutze immer den größtmöglichen Bewegungsumfang!** Viele „Egopumper“ laden sich mehr Gewicht auf, als sie bewältigen können und kompensieren das dann mit einer miserablen Technik sowie einem verkürzten Bewegungsumfang. Dadurch verkürzen sich die Muskeln, es werden unzureichende Wachstumsreize gesetzt und das Verletzungsrisiko steigt. Statt sich selbst und andere zu blenden, sollten die Übungen lieber ordentlich ausgeführt werden. Nur eine saubere Technik ist nachhaltig und von Bestand.

3.4 Wann sollte ein Satz abgebrochen werden?

Nun ist es an der Zeit, mit einem gängigen Irrtum aufzuräumen. Viele Athleten meinen bis zum Muskelversagen trainieren zu müssen. Muskelversagen ist ein Zustand, bei dem der Muskel seinen Dienst komplett einstellt und absolut nichts mehr geht. Beim Muskelversagen *erstickt* der Muskel, d.h. er wird von Nähr- und Sauerstoffversorgung abgeschnitten. Dadurch verlängert sich die Regeneration enorm, denn die Muskelschäden sind deutlich größer, Abfallstoffe können nicht effektiv abtransportiert und neue Nährstoffe nicht zugeführt werden.

Mit anderen Worten: **Wer auf Muskelversagen setzt kann nur selten trainieren.**

Das ist keine effektive Wachstumsreizsetzung. Das Koordinationsversagen ist da deutlich sinnvoller, denn hierbei wird der Satz abgebrochen sobald keine *saubere* Wiederholung mehr bewerkstelligt werden kann. Dadurch werden Wachstumsreize gesetzt ohne die Regeneration stark in die Länge zu ziehen. Es können mehr Trainingseinheiten absolviert und daher auch mehr Wachstumsreize gesetzt werden. Gleichzeitig ist diese Strategie nachhaltiger, weil das Zentralnervensystem, welches unter anderem für die Koordination von Bewegungen verantwortlich ist, geschont wird. Auf diese Art fühlt man sich nach dem Training eher frisch und energiegeladen statt erschöpft und ausgelaugt. In dem einjährigen Programm dieses Buches sollte ausschließlich das Koordinationsversagen eingesetzt werden – keine Übung wird bis zum Muskelversagen durchgeführt. Diesen Punkt solltest Du unbedingt beherzigen, da jede Phase des Programmes auf häufige Trainingseinheiten setzt. Wenn Du es da übertreibst und häufiger ins Muskelversagen abdriftest, steigt das Verletzungsrisiko. Daher lerne von Anfang an den Satz abzubrechen, wenn Du keine saubere Wiederholung mehr schaffst.

3.5 Welche Übungen sind die besten?

Grundübungen sind die Basis des Erfolgs und sollten daher stets fokussiert werden. Isolationsübungen wie Langhantelcurls oder Seitheben und Maschinenübungen wie Butterflys spielen in diesem Buch keine besondere Rolle, weil ihr Einfluss auf die grundlegende Verbesserung der Körperkomposition denkbar gering ist. Sie sind ausschließlich zum Ausmerzen von Schwachpunkten und für sehr weit fortgeschrittene Athleten sinnvoll. Diese Botschaft muss unbedingt verinnerlicht werden: **Der Erfolg steht und fällt mit den Fortschritten bei den Grundübungen!** Alle anderen Übungen zerstreuen unnötig die Konzentration. Der Fokus sollte bei jedem Workout immer auf den Grundübungen mit freien Gewichten liegen. Kniebeugen, Kreuzheben, klassisches Drücken, Dips, Bankdrücken, Klimmzüge und Langhantelrudern beanspruchen jeweils eine Vielzahl von Muskeln und setzen große Wachstumsreize – und sind daher den anderen Übungen sowohl beim Muskel- als auch beim Fettabbau überlegen. Unser Körper ist mehr als die Summe seiner Teile. Wer alle Muskel-gruppen isoliert trainiert, wird nicht einmal ansatzweise vergleichbare Erfolge wie mit den Grundübungen, welche die Muskeln im Verbund trainieren, erzielen. Das liegt daran, dass der Körper auf die Bewältigung von komplexen Bewegungsabläufen ausgelegt ist. Durch das Zusammenspiel mehrerer Muskelgruppen entstehen Synergieeffekte, welche die Erfolge merklich maximieren. Sie machen sich vor allem im Hormonaushalt bemerkbar. Grundübungen sorgen für starke hormonelle Reaktionen, wie das Ausschütten von großen Mengen an Testosteron und Wachstumshormonen. Ohne das richtige hormonelle Umfeld können keine nennenswerten Fortschritte beim Muskelauf- und Fettabbau erzielt werden.

Davon abgesehen kann die mit Isolations- und Maschinenübungen aufgebaute Kraft nicht effektiv auf das reale Leben übertragen werden – eben weil dort alle Bewegungsabläufe komplexer Natur sind. Im Gegenzug kann die bei komplexen Übungen aufgebaute Kraft wesentlich besser auf weniger komplexe Bewegungen übertragen werden. Grundübungen sollten im Übrigen auch bei Anfängern oberste Priorität besitzen. Viele Anfänger vergeuden ihr Potenzial, weil sie sich in kommerziellen Studios mit Geräteplänen abspeisen lassen. Angeblich soll das für den Anfang sicherer sein, weil die Muskulatur noch nicht für die Bewältigung komplexer Bewegungsabläufe geschult ist. Das ist der größte Blödsinn überhaupt. Genau dafür ist unsere Muskulatur gemacht. Wer noch wenig Kraft und Körperbeherrschung hat, trainiert einfach mit niedrigeren Gewichten – notfalls mit der leeren Stange. Niemals aber sollte man mit Geräten trainieren, um „Grundkraft" aufzubauen. Wie bereits erklärt, lässt sich diese Kraft nicht effektiv auf die komplexeren Bewegungsabläufe übertragen. Im Gegenzug steigt aber das Ungleichgewicht zwischen Haupt- und Nebenmuskeln. Die Nebenmuskeln stabilisieren die Bewegung, was bei Maschinenübungen nicht notwendig ist – folglich verkümmern sie. Durch die dadurch entstehenden muskulären Dysbalancen steigt die Verletzungsgefahr langfristig sogar.

Ich habe festgestellt, dass viele Anfänger Angst davor haben, Grundübungen falsch auszuführen und sich zu verletzten, weswegen sie ihnen lieber aus dem Weg gehen. Diese Angst ist unbegründet! Nimm dir Zeit zum Lernen und trainiere stets konzentriert. Die später folgende Phase 0 des Trainingsprogrammes dient unter anderem dem Erlernen der Grundübungen. Die Grundübungen kann sich jeder selbst beibringen, sofern er Willens ist, zu lernen. Halte dich an die Beschreibungen auf meinem Blog, dann gibt es keinen Grund zur Sorge. Nutze zum Üben einen Spiegel oder eine Kamera, mit der Du dich selbst filmst, wenn Du keinen kompetenten Helfer zur Seite hast.

Die Pläne dieses Buches setzen beinahe ausschließlich auf die Grundübungen. Sie bieten zwar auch die Möglichkeit, Isolationsübungen einzubauen, aber ihr Erfolg beruht ausschließlich auf einer kleinen Anzahl von Übungen, die nicht sinnvoll zu ersetzen sind – und das sollen sie auch nicht. Viele Athleten begehen den Fehler, alle 4 oder 8 Wochen ihre Übungen auszutauschen. Das ist Blödsinn, denn dadurch kann kaum Muskelmasse aufgebaut werden. Wenn Du eine neue Übung ausführst, beruhen die anfänglichen Kraftzuwächse fast ausschließlich auf neuronalen Anpassungen. Der Körper optimiert immer erst die Bewegungsausführung, bevor er zusätzliche Muskelmasse aufbaut. Wenn Du also ständig deine Übungen wechselst, optimierst Du die ganze Zeit nur Bewegungen statt Muskeln aufzubauen. Du solltest das ganze Jahr über auf die gleichen Grundübungen setzen und lediglich die Rahmenbedingungen variieren, um nicht zu stagnieren. Wiederholungszahlen, Pausenzahlen, Übungskombinationen und Trainingsmethoden können und sollen mit der Zeit variiert werden, aber nicht die durchgeführten Übungen selbst. Daher wirst Du beim Adonis-Guide das ganze Jahr über mehr oder weniger mit den gleichen Übungen trainieren, aber doch auf abwechslungsreiche Art und Weise.

3.6 Weshalb ist Variation so wichtig?

Zunächst einmal ist sie wichtig für die Psyche. Dauerhaft eintöniges Training führt zu Langeweile und zunehmend nachlassender Leidenschaft. Ohne Leidenschaft und Einsatz können keine Ergebnisse erzielt werden, daher ist es wichtig, hin und wieder die Trainingsmethoden zu verändern.

Aber auch vom physischen Standpunkt her ist die Variation von großer Bedeutung. Beim Muskelaufbau passiert nichts anderes, als dass der Körper sich an starke Belastungen anpasst. Die Muskeln werden mit großen Lasten konfrontiert und beschädigt, was dem Körper signalisiert, dass hier in Zukunft mehr Muskeln benötigt werden, um den Herausforderungen besser gerecht zu werden. Hat sich der Körper aber erst einmal an die Belastung angepasst, werden keine Muskeln mehr aufgebaut. Nun müssen neue Reize gesetzt werden, um nicht zu stagnieren. Wer stets das gleiche Trainingsprogramm durchführt, stagniert früher oder später! Daher ist es wichtig, den Trainingsplan mit der Zeit immer wieder ein wenig zu verändern. Die Pläne dieses Buches berücksichtigen das und sind von der Übungsauswahl abgesehen abwechslungsreich gestaltet. Du musst Dir daher zunächst keine Gedanken über die Variation machen, zumindest nicht bis Kapitel 9.2.1 (Phase IV), wo die *Variation im Kleinen* erklärt wird.

3.7 Wichtige Erkenntnisse

- Die negative Phase einer Wiederholung sollte stets so schnell wie möglich und dennoch kontrolliert durchgeführt werden. Die positive Phase wird so explosiv wie möglich durchgeführt. Am Übergang von der negativen zur positiven Phase sollte ganz kurz pausiert werden. Am umgekehrten Übergang kann die Pause entfallen.
- Grundsätzlich wird bei der negativen Phase ein- und bei der positiven Phase ausgeatmet. Die Atmung sollte kontinuierlich, also durchgehend, sein.
- Alle Bewegungen sollen unbedingt mit sauberer Technik über den größtmöglichen Bewegungsumfang ausgeführt werden.
- Muskelversagen verlängert die Regenerationszeit extrem, weshalb ein Satz stets beim Koordinationsversagen, also wenn keine weitere *saubere* Wiederholung mehr möglich ist, abgebrochen werden sollte.
- Grundübungen mit freien Gewichten sind die besten Übungen für Muskelaufbau und Fettabbau
- Isolationsübungen können lediglich zum Ausmerzen von Schwachpunkten dienen und sollten nur von fortgeschrittenen Athleten eingesetzt werden, da sie ansonsten zu muskulären Dysbalancen führen und daher die Verletzungsgefahr erhöhen
- Um effektiv Muskeln aufbauen zu können, müssen das ganze Jahr über *die gleichen Grundübungen* auf *abwechslungsreiche Art und Weise* ausgeführt werden, um möglichst kontinuierliche Fortschritte erzielen zu können

4 Der Rebound-Effekt

Im Kraftsport wechseln sich in aller Regel „Massephasen" mit Diäten ab, d.h. Fettabbau folgt auf Muskelaufbau und andersherum. Es gibt auch sogenannte „Lean Gains" Strategien, bei denen ein fettfreier Muskelaufbau und teilweise auch gleichzeitiger Fettabbau erzielt werden sollen. Davon halte ich allerdings ehrlich gesagt nicht viel, denn die meisten Menschen erzielen damit schlicht und ergreifend keine Ergebnisse. Zum Thema Muskelaufbau und Fettabbau wird in diesem Buch noch einiges gesagt, folgendes sei aber vorweg genommen: Effektiver Muskelaufbau erfordert einen Kalorienüberschuss, Fettabbau ein Kaloriendefizit. Warum ist das so?

Zunächst sollte man sich verdeutlichen, was bei den einzelnen Prozessen passiert. Beim Fettabbau greift der Körper auf seine eigenen Energiespeicher zurück. Warum sollte er das tun? Weil er nicht genügend Energie über die Nahrung zugeführt bekommt und dieses Defizit nun aus eigenen Kapazitäten ausgleichen muss, um seine volle Funktionsfähigkeit aufrecht erhalten zu können. Nichts anderes geschieht beim Fettabbau. **Der Fettabbau erfordert also zwingend ein Kaloriendefizit.** Beim Muskelaufbau ist die Trennung nicht ganz so strikt. Es gibt durchaus Menschen, vor allem jene mit sehr guter Veranlagung, die in einem Kaloriendefizit gewisse Mengen an Muskelmasse aufbauen können. Die Meisten allerdings werden kaum sichtbare bzw. vergleichsweise geringe Erfolge damit haben. Das liegt vor allem daran, dass der sich der Körper im Laufe der Evolution auf Energiekonservierung spezialisiert hat – er will große Fettspeicher! Nur damit konnten unsere Vorfahren überleben, denn Nahrung gab es nicht immer (und zum Teil auch heute nicht) im Überfluss. Ein Kaloriendefizit ist also eine Art „Notsituation" für den Körper, wo er seine geliebten Reserven nutzen muss, um innere Prozesse am Laufen zu halten – keine gute Voraussetzung, um effektiv Muskeln aufzubauen. Beim Fettabbau kann man viele Fehler machen, denn der Körper versucht so gut es geht dagegen zu steuern, um seine kostbaren Energiereserven behalten zu können. Ist das Kaloriendefizit beispielsweise zu groß, fährt der Körper den Stoffwechsel herunter und versucht die maximale Energie aus den zugeführten Nahrungsmitteln zu gewinnen. Eine unausweichliche Begleiterscheinung eines zu großen Kaloriendefizits ist der Muskel*abbau*. Dabei baut der Körper deshalb Muskeln ab, weil Muskelgewebe im Vergleich zum Fett sehr aktiv ist und große Mengen Energie *verbraucht*. Größere Mengen an Muskelmasse sind also eine Art Luxus. Kann man sich Luxus in einer Notsituation leisten? Eher weniger. Der Körper wird sich nur dann wirklich den Luxus gönnen, Muskelmasse aufzubauen, wenn er mit genügend Energie versorgt wird. Zusammengefasst: **Effektiver Muskelaufbau erfordert einen Kalorienüberschuss.**

Unterm Strich lässt sich also festhalten, dass sich jeder Athlet zwischen Muskelaufbau und Fettabbau entscheiden sollte – auch wenn es oftmals nicht leicht fällt. Wer beides erreichen will, erreicht schlussendlich in aller Regel gar nichts. So schmerzhaft es auch sein mag, Du musst lernen, dich für ein Trainingsziel zu entscheiden und dieses dann kompromisslos zu verfolgen. Erst wenn Du mit deinem Körper grundlegend zufrieden bist, kannst Du versuchen beides gleichzeitig zu erreichen – das heißt deine Körperzusammensetzung zu „optimieren". Erwarte dabei aber keine schnellen Erfolge.

Nun ist es auch ein gängiger Fehler, dass Athleten lang ausgedehnte Massephasen (Kalorienüberschuss) absolvieren – frei nach dem Motto „Wenn schon, denn schon" – gefolgt von ebenfalls langen Diäten, um das aufgebaute Fett loszuwerden. Das ist deshalb problematisch, weil der Körper in einer langfristigen Diät irgendwann dazu übergehen wird, den Stoffwechsel zu verlangsamen und Muskelmasse abzuwerfen – Fettabbau ist eine Notsituation, nicht vergessen! Gleichwohl führen lange Massephasen zu einer vermehrten Fetteinlagerung. Das Folgende muss dir bewusst werden: In einem Kalorienüberschuss wird immer auch Fett aufgebaut. Der Körper ist sich darüber im Klaren, dass viel Muskelmasse auch viel Energie verbraucht und er fürchtet sich vor den

Notsituationen, auf die er gemäß der Evolution programmiert wurde. Daher wird mit zunehmender Dauer einer Massephase das Verhältnis von Fettaufbau zu Muskelaufbau größer, d.h. es wird immer mehr Fett und immer weniger Muskelmasse aufgebaut. Das ist eine Tatsache, die nahezu jeder praktisch erfahrene Athlet bestätigen kann. Was können wir daraus schließen? Sowohl Massephasen als auch Diäten sollten in einem überschaubaren zeitlichen Rahmen bleiben. Hier kommt der sogenannte „Rebound-Effekt“ ins Spiel. Nach jeder Diät ist der Körper ganz besonders erpicht darauf, in den „anabolen“, also aufbauenden, Zustand zu kommen und die Notsituation zu beenden. Wird nun die Kalorienzufuhr deutlich erhöht und gleichzeitig ein intensives Trainingsprogramm durchgeführt, so werden primär Muskeln aufgebaut. Die Intensivierung des Trainings sorgt für eine erneute, allerdings andersartige Notsituation. Denn durch die Erhöhung der Trainingsintensität bzw. des Trainingsvolumens merkt der Körper, dass dringend mehr Muskelmasse benötigt wird, um sich selbst zu schützen. Da er durch den Umschwung von Kaloriendefizit auf Kalorienüberschuss ohnehin ein wachstumsfreundliches hormonelles Umfeld geschaffen hat, wird er auf die neue Notsituation, also die starke Trainingsbelastung, mit dem Aufbau von großen Mengen an Muskelmasse reagieren. Der Großteil der zugeführten Energie wird den Muskeln zu Gute kommen, was gleichwohl bedeutet, dass wenig Fett aufgebaut wird.

Es ist wirklich wichtig, dass Du verstehst, welche Kraft hinter diesem Rebound-Effekt steckt. Wenn Du es richtig angehst – und mit den Plänen dieses Buches erhältst Du das nötige Werkzeug – kannst Du dadurch in kürzester Zeit mehr Muskeln und weniger Fett, also ein deutlich verbessertes Körperbild, erlangen. Die Pläne dieses Buches sind auf eine optimale Ausnutzung des Rebound-Effektes ausgelegt, so dass sich Muskelaufbau und Fettabbau stets etwa im 2 Monatsrhythmus abwechseln – rund 2 Monate ist meiner Erfahrung nach die ideale Dauer einer Phase, um die besten Erfolge erzielen zu können. Von alledem ausgenommen ist der nun folgende Anfängertrainingsplan, der weniger im Zeichen der Körpertransformation steht, sondern eine solide Basis für nachhaltige Erfolge liefern soll.

4.1 Wichtige Erkenntnisse

- Fettabbau funktioniert nur und ausschließlich mit einem Kaloriendefizit
- Ein Kaloriendefizit stellt eine Notsituation für den Körper dar, sodass er in dieser Zeit nicht unbedingt energetisch kostspielige Muskelmasse aufbauen möchte
- Effektiver Muskelaufbau erfordert daher einen Kalorienüberschuss
- Ein langfristiger Kalorienüberschuss führt zu einer übermäßigen Fetteinlagerung
- Ein langfristiges Kaloriendefizit führt zu übermäßigem Muskelabbau
- Gemäß Rebound-Effekt werden die besten Ergebnisse erzielt, wenn sich Kaloriendefizit und Kalorienüberschuss in kürzeren Zeiträumen, idealerweise etwa 2 Monate, abwechseln

5 Phase 0: Trainingseinstieg (140 Tage)

Diese Passage richtet sich an alle Leser, die noch keine oder nur unzureichende Erfahrung mit dem Kraftsport gesammelt haben. Bevor mit dem eigentlichen einjährigen Programm begonnen werden kann, müssen die Grundübungen sauber beherrscht sowie Muskeln, Sehnen, Bänder und Gelenke an die Gewichtsbelastung gewöhnt werden. Auch wenn es verlockend sein kann, solltest Du diese Phase nicht überspringen, wenn Du noch ein Anfänger bist. Diese erste Phase ist der Grundstein, das Fundament deiner späteren Entwicklung. Wer auf einem wackeligen Fundament baut, wird eines Tages den Einsturz des Hauses erleben (sich schwer oder oft verletzen). Dazu solltest Du es nicht kommen lassen und daher im Zweifelsfall Phase 0 absolvieren.

Das folgende Einsteigerprogramm habe ich auch in meinem Buch für Trainingsanfänger („Project Body – Mit einem neuen Körper in ein neues Leben") verarbeitet. Das Programm hat bisher durchweg positive Kritiken bekommen und schon vielen Athleten – ob männlich oder weiblich – beim Trainingseinstieg geholfen. Im Adonis-Guide ist der Plan eine Art Bonus – für weiterführende Einsteigerfragen (z.B. wie man Klimmzüge/Dips erlernen kann) empfehle ich Project Body.

5.1 Woche 1-4

Der erste Abschnitt dient der Gewöhnung an Gewichtsbelastungen und dem Erlernen der wichtigsten Grundübungen. Muskeln, Sehnen, Bänder und Gelenke müssen ganz langsam auf die neue Belastung eingestellt werden. Die Gewichte sollten also noch niedrig sein.

Mo	Di	Mi	Do	Fr	Sa	So
Woche 1						
WO A	Cardio	Pause	WO A	Cardio	Pause	Pause
Woche 2						
WO A	Cardio	Pause	WO A	Cardio	Pause	Pause
Woche 3						
WO A	Cardio	Pause	WO A	Cardio	Pause	Pause
Woche 4						
WO A	Cardio	Pause	WO A	Cardio	Pause	Pause

Die Einteilung der Wochentage ist nur ein Beispiel. Du kannst die Workouts nach Bedarf verschieben, also z.B. Mittwoch und Samstag Workout A absolvieren. Wichtig ist, dass 2-3 Tage zwischen den einzelnen Gewichtsworkouts liegen. Du kannst darüber hinaus jeden Tag ein wenig an deiner Technik bei den Grundübungen arbeiten. Nutze dafür sehr geringe Gewichte – idealerweise die leere Hantelstange oder einen Besenstil – und versuche die wichtigen Punkte bei der Übungsausführung zu verinnerlichen und die Übung zu *spüren*. Technikeinheiten sollen dich nicht auslaugen. Muskelkater, Zittern oder ähnliche Zeichen von Anstrengung sind zu vermeiden. Es geht einzig im die Verinnerlichung der Bewegungsabläufe.

Cardio muss nicht zwingend absolviert werden. Es ist eine gute Möglichkeit, ein gewisses Maß an Grundausdauer sowie eine verbesserte Regenerationsfähigkeit zu erlangen und dadurch besser auf die kommenden Pläne vorbereitet zu sein. Wenn Du Cardio absolvieren möchtest, kannst Du die Aktivität frei wählen: Joggen, Schwimmen, Biken, Squash oder worauf auch immer Du Lust hast. An dieser Stelle möchte ich noch keine weiteren Vorgaben zum Thema Cardio machen – Du kannst es einfach intuitiv handhaben und dich bereits daran gewöhnen, auf eigene Verantwortung Entscheidungen bezüglich deines Trainingsplanes zu treffen. Später, wenn es um den Fettabbau geht, werde ich auf das Thema Cardio, genauer eingehen. Zum jetzigen Zeitpunkt zählen einzig die Überwindung der Trägheit und der Aufbau einer soliden Grundfitness.

Workout A

Übung	Sätze	Wiederholungen	Pause
Kniebeugen	3	15-25	90 sek
Vorgebeugtes Langhantelrudern	3	15-25	90 sek
Bankdrücken	3	15-25	90 sek
Kreuzheben	3	15-25	90 sek
Beinheben (liegend)	3	So viele wie möglich	90 sek

5.2 Woche 5-12

Nun steigern wir das Gewicht etwas und dringen dadurch in niedrigere Wiederholungsbereiche vor. Es kommen zudem neue, wichtige Übungen hinzu. Aufgrund der gestiegenen Gewichtsbelastung und größeren Übungsanzahl werden die Übungen nun auf zwei Ganzkörperworkouts aufgesplittet. Die Workouts werden immer im Wechsel absolviert, d.h. auf Workout B folgt Workout C und auf Workout C folgt Workout B.

Mo	Di	Mi	Do	Fr	Sa	So
			Woche 5			
WO B	Cardio	WO C	Cardio	WO B	Pause	Pause
			Woche 6			
WO C	Cardio	WO B	Cardio	WO C	Pause	Pause
			Woche 7			
WO B	Cardio	WO C	Cardio	WO B	Pause	Pause
			Woche 8			
WO C	Cardio	WO B	Cardio	WO C	Pause	Pause
			Woche 9			
WO B	Cardio	WO C	Cardio	WO B	Pause	Pause
			Woche 10			
WO C	Cardio	WO B	Cardio	WO C	Pause	Pause
			Woche 11			
WO B	Cardio	WO C	Cardio	WO B	Pause	Pause
			Woche 12			
WO C	Cardio	WO B	Cardio	WO C	Pause	Pause

Wenn Du möchtest, kannst Du weiterhin nach Belieben Technikeinheiten einfügen, um deine Technik weiter zu verbessern.

Workout B

Übung	Sätze	Wiederholungen	Pause
Kniebeugen	3	12-15	90 sek
Bankdrücken	3	12-15	90 sek
Vorgebeugtes Langhantelrudern	3	12-15	90 sek
Klassisches Drücken	3	12-15	90 sek
Wood Choppers	3	12-15	90 sek

Workout C

Übung	Sätze	Wiederholungen	Pause
Kreuzheben	3	12-15	90 sek
Dips	3	12-15*	90 sek
Klimmzüge	3	12-15*	90 sek
Knieheben (hängend)	3	So viele wie möglich	90 sek

* Nutze eine assistierende Klimmzugmaschine oder ein Gymnastikband, auf dem Du die Beine ablegen kannst, wenn Du sonst nicht genügend Wiederholungen schaffen würdest

Wenn nicht anders angegeben, versteht sich unter „Klimmzüge“ stets der normale Obergriff mit minimal bereiterem Handabstand als Schulterweite.

5.3 Woche 13-20

Dein Körper hat sich in den letzten 12 Wochen schon an eine Belastung mit Gewichten gewöhnt und der passive Bewegungsapparat hat sich allmählich angepasst. Nun werden abermals die Gewichte erhöht und in den gewöhnlichen Hypertrophiebereich (Muskelaufbaubereich) vorgestoßen, um die letzte Vorbereitungsstufe zu meistern.

Mo	Di	Mi	Do	Fr	Sa	So
			Woche 13			
WO D	Cardio	WO E	Cardio	WO F	WO G	Pause
			Woche 14			
WO D	Cardio	WO E	Cardio	WO F	WO G	Pause
			Woche 15			
WO D	Cardio	WO E	Cardio	WO F	WO G	Pause
			Woche 16			
WO D	Cardio	WO E	Cardio	WO F	WO G	Pause
			Woche 17			
WO D	Cardio	WO E	Cardio	WO F	WO G	Pause
			Woche 18			
WO D	Cardio	WO E	Cardio	WO F	WO G	Pause
			Woche 19			
WO D	Cardio	WO E	Cardio	WO F	WO G	Pause
			Woche 20			
WO D	Cardio	WO E	Cardio	WO F	WO G	Pause

Es stehen nun vier statt drei Workouts auf dem Plan, um die Intensität etwas zu erhöhen. Workout F und G ergeben zusammen ein Ganzkörperworkout, sind jedoch jeweils zu umfangreich, um zusammen absolviert zu werden.

Es geht in diesem Einsteigerplan darum, dich bestmöglich auf die Belastungen jenseits des Einsteigerplanes vorzubereiten. Daher gilt es dich einerseits an eine gewisse Intensität zu gewöhnen und andererseits die verschiedenen Variationen der Grundübungen einzubeziehen –sie werden später noch eine Rolle spielen und sollten daher schon in der Anfangszeit erlernt werden. Nach den 20 Wochen dieses Einsteigerplanes bist Du bestens auf die noch kommenden Trainingspläne vorbereitet. Der Aufbau einer soliden Basis wird sich dann bezahlt machen.

Workout D

Übung	Sätze	Wiederholungen	Pause
Kniebeugen	4	8-12	120 sek
Klassisches Drücken	4	8-12	120 sek
Rumänisches Kreuzheben	4	8-12	120 sek
Beinheben (hängend)	4	So viele wie möglich	90 sek

Workout E

Übung	Sätze	Wiederholungen	Pause
Kreuzheben	4	8-12	120 sek
Dips	4	8-12	120 sek
Klimmzüge (neutral*)	4	8-12	120 sek
Rollouts	4	So viele wie möglich	90 sek
Seitliche Planke**	4	So lange wie möglich	30 sek

*Handflächen zeigen zueinander

**hintereinander auf linker und rechter Seite (= 1 Satz)

Workout F

Übung	Sätze	Wiederholungen	Pause
Frontkniebeugen	4	8-12	120 sek
Ausfallschritte	4	8-12	120 sek
Kettlebell-Swings	4	8-12	120 sek

Workout G

Übung	Sätze	Wiederholungen	Pause
Dips	3	8-12	0
Klimmzüge	3	8-12	120 sek
Bankdrücken	3	8-12	0
Vorgebeugtes Langhantelrudern	3	8-12	120 sek
Wood Choppers	3	8-12	0
Planke	3	So lange wie mög-lich	90 sek

Das Workout G ist ein Supersatz-Workout, d.h. es wird eine Übung absolviert und dann ohne Pause direkt zur nächsten gewechselt. Erst wenn die zweite Übung ebenfalls durchexerziert wurde, kann für die angegebene Zeit pausiert werden – das war dann ein Satz.

Beispiel:

Du absolvierst zunächst 12 Dips. Direkt im Anschluss führst du 12 Klimmzüge aus. Nun hast Du einen vollständigen Satz abgeschlossen und kannst für 120 Sekunden pausieren. Danach machst Du diese Kombination erneut, bis Du drei Sätze absolviert hast und zum nächsten Supersatz (Bankdrücken+Rudern) weitergehen kannst.

6 Phase I: Leistungsoptimierung (63 Tage)

Die erste richtige Phase des *Adonis-Guides* beschäftigt sich mit dem Kraft- und Leistungszuwachs und schafft somit eine hervorragende Basis für die darauf folgenden Muskelaufbau- und Fettabbauprogramme. Diese Ziele werden mittels einer Kombination aus Kraft- und Ausdauertraining erreicht. Okay, dass Krafttraining für den Kraftaufbau sinnvoll ist, steht außer Zweifel. Aber inwiefern kann Ausdauertraining einen Leistungszuwachs bewirken?

Dazu müssen wir zunächst einen kleinen Abstecher in die Physiologie unseres Körpers machen. Blut ist für den Menschen ein Transportmittel – wie ein LKW. Es transportiert unter anderem Nährstoffe, Sauerstoff und Hormone beispielsweise zu den Muskelzellen. Eine gute Nährstoffversorgung der Muskelzellen fördert die Regeneration mit der Folge, dass härter bzw. häufiger trainiert und somit bessere Resultate erzielt werden können. Eine bessere Versorgung der Muskelzellen führt also zu einer besseren Leistungsfähigkeit. Für die Durchblutung gibt es die so genannten Kapillaren – man kann sie sich wie Rohre vorstellen, durch die das Blut fließt. Krafttraining erhöht den Blutfluss durch die Kapillaren, weil es die Muskeln Arbeit verrichten lässt mit der Folge, dass sie mehr Nährstoffe und Energie benötigen (welche mit dem Blut transportiert werden). Das Verhältnis von Muskelfasern zu Kapillaren wird als Kapillardichte bezeichnet. Je größer diese Dichte ist, desto besser können Muskeln versorgt werden und desto schneller erholen sie sich. Allerdings erhöht sich durch normales Krafttraining lediglich die Menge der Muskelfasern – die Kapillardichte wird also kleiner. Das ist ein Grund dafür, dass fortgeschrittene Bodybuilder länger regenerieren müssen, je mehr Muskelmasse sie aufbauen. Das Problem ist darüber hinaus, dass der Körper den Muskelaufbau automatisch bremst, je niedriger die Kapillardichte wird, denn er will kein aktives Gewebe aufbauen, wenn er es nicht ordentlich versorgen kann.

Um also schneller regenerieren und daher Muskeln aufbauen zu können, empfiehlt sich der Ausbau des Kapillarnetzes zu den Muskelfasern - eben das vermag Ausdauertraining zu realisieren. In der Praxis zeigt sich das oftmals auch daran, dass Trainingseinsteiger wesentlich bessere Erfolge verzeichnen können, wenn sie zuvor schon eine teilweise ausdauerlastige Sportart wie z.B. Fußball ausgeübt haben.

Gewöhnliche Cardio-Aktivitäten können dazu beitragen, die Regenerationsfähigkeit der Muskulatur zu erhöhen - effektiver ist allerdings ein gezieltes **Krafttraining im Ausdauerbereich**. Allgemein gilt, je schwerer ein Gewicht, desto mehr wird die Kraft trainiert, und je leichter ein Gewicht, desto mehr wird die Ausdauer trainiert. Das Training auf Kraft findet mit hohen Gewichten zu niedrigen Wiederholungszahlen statt, wohingegen Ausdauertraining mit niedrigen Gewichten und vielen Wiederholungen durchgeführt wird. Das folgende Trainingsprogramm kombiniert beide Aspekte, um sowohl die blanke Kraft als auch die von der Ausdauer und Regenerationsfähigkeit abhängige Leistung zu verbessern.

6.1 Training

Phase I dauert 9 Wochen lang – 8 Wochen Training gefolgt von einer komplett trainingsfreien Woche, in der dem Körper die nötige Zeit zur Regeneration gegeben wird.

Mo	Di	Mi	Do	Fr	Sa	So
			Woche 1			
K I	A I	K II	A II	K I	A I	Pause
			Woche 2			
K II	A II	K I	A I	K II	A II	Pause
			Woche 3			
K I	A I	K II	A II	K I	A I	Pause
			Woche 4			
K II	A II	K I	A I	K II	A II	Pause
			Woche 5			
K I	A I	K II	A II	K I	A I	Pause
			Woche 6			
K II	A II	K I	A I	K II	A II	Pause
			Woche 7			
K I	A I	K II	A II	K I	A I	Pause
			Woche 8			
K II	A II	K I	A I	K II	A II	Pause
			Woche 9			
Pause	Pause	Pause	Pause	Pause	Pause	Pause

Kraft I

Übung	Sätze	Wiederholungen	Pause
Kniebeugen	5	5	Variabel
Klassisches Drücken ODER Bankdrücken	5	5	Variabel
Vorgebeugtes Langhantelrudern	5	5	Variabel

Ich bevorzuge klassisches Drücken, weil es funktionaler ist. Du kannst aber gerne auch Bankdrücken wählen, wenn du beispielsweise einen Fokus auf die Brustmuskeln legen möchtest. Die variable Pausenlänge wird in den Erklärungen zum Trainingssystem weiter unten genauer erklärt.

Kraft II

Übung	Sätze	Wiederholungen	Pause
Kreuzheben	5	5	Variabel
Dips	5	5	Variabel
Klimmzüge	5	5	Variabel

Ausdauer I

Übung	Sätze	Wiederholungen	Pause
Kniebeugen	3	20-25	2 Minuten
Klassisches Drücken ODER Bankdrücken	3	20-25	2 Minuten
Vorgebeugtes Langhantelrudern	3	20-25	2 Minuten

Ausdauer II

Übung	Sätze	Wiederholungen	Pause
Kreuzheben	3	20-25	2 Minuten
Burpees*	3	20-25	2 Minuten

*Das ist eine Kombination aus Liegestützen und Hockstrecksprüngen

6.2 Erklärungen zum Trainingssystem

Krafteinheiten

Bei den Krafteinheiten kommt das berühmte 5x5-System (5 Sätze à 5 Wiederholungen) zum Einsatz, welches primär von Bill Starr bekannt gemacht wurde. In diesem Programm werden die 5er Sätze so gehandhabt, dass das Gewicht immer um 5-10 kg pro Satz steigt und erst der fünfte und letzte Satz einer Übung mit dem maximal möglichen Gewicht durchgeführt wird. Die Sätze davor dienen gewissermaßen der Vorbereitung.
Sollte dein Trainingsgewicht noch relativ niedrig sein – beispielsweise wenn du maximal 50 kg für 5 Wiederholungen bewegen kannst – empfehle ich dir in den einzelnen Sätzen mit 5 kg Progressionsschritten arbeiten.
Sollte dein Trainingsgewicht hingegen schon höher sein, dann erhöhe das Gewicht pro Satz um 10kg. Wenn Du den Top-Satz (5. Satz einer Übung) also beispielsweise mit 100 kg bewerkstelligen kannst, solltest Du den ersten Satz mit 60kg durchführen. Natürlich kannst Du das Gewicht, mit dem Du maximal 5 Wiederholungen schaffst, nicht immer exakt voraussagen. Daher werden im fünften Satz einer jeden Übung einfach so viele Wiederholungen durchgeführt bis das Koordinationsversagen eintritt. Während also die ersten vier Sätze jeweils aus 5 Wiederholungen bestehen, enthält der fünfte Satz in der Regel etwa 4-6 Wiederholungen.

Wann immer möglich solltest Du die Gewichte erhöhen. Nur eine Erhöhung der Trainingsgewichte wird langfristig zum Erfolg beim Muskel- und Kraftaufbau führen. Daher strebe danach, bei jeder Einheit etwas mehr Gewicht zu bewältigen. In der Realität sind Kraft- und Muskelzuwächse nicht linear, sodass praktisch gesehen über einen längeren Zeitraum nicht bei jeder Einheit mehr Gewicht aufgelegt werden kann. Es geht nur darum, die Gewichte *so oft wie möglich* zu steigern, um progressiv zu arbeiten. Nur wenn die Belastung langfristig steigt, erfolgen weitere Anpassungen seitens des Körpers!

Die Pausenzeiten sollen variabel gestaltet werden, das heißt Du lässt dir so lange Zeit wie nötig, um den nächsten Satz ausreichend erholt zu beginnen. Nach dem ersten Satz wirst Du relativ schnell wieder fit sein, vielleicht nach 1-2 Minuten, da das Gewicht noch vergleichsweise niedrig ist. Vor dem fünften Satz hingegen bist Du schon stärker erschöpft und solltest daher auch länger pausieren – maximal 5 Minuten lang.

Ausdauereinheiten

Die Ausdauereinheiten dienen einerseits der aktiven Förderung der Regeneration von den Krafteinheiten durch die unmittelbar vergrößerte Durchblutung der Muskeln und darüber hinaus der Verbesserung der Leistungsfähigkeit.
Leistung ist Arbeit pro Zeit und eine Erhöhung der Leistungsfähigkeit wird unter anderem durch eine erhöhte Regenerationsfähigkeit erzielt – es wird dadurch möglich, mehr Arbeit in einer kürzeren oder gleichbleibenden Zeitspanne zu verrichten. Ausdauertraining erhöht wie oben erklärt die Kapillardichte und damit die Regenerations- sowie folglich Leistungsfähigkeit.
Um diese Ziele des Ausdauertrainings zu realisieren, ist es unabdingbar großen Abstand zum Muskelversagen zu halten. Die Ausdauereinheiten sollen die Regeneration nicht in die Länge ziehen, sondern beschleunigen. Es geht darum, den Muskel so gut es geht mit Blut vollzupumpen – nicht mehr, nicht weniger. Wenn also ein Satz für 20-25 Wiederholungen absolviert werden soll, empfiehlt sich die Wahl eines Gewichtes, mit dem Du 25-30 saubere Wiederholungen schaffen würdest. Wie das Trainingsgewicht näherungsweise errechnet werden kann, wird in Kapitel 14 „**Häufig gestellte Fragen**“ behandelt.

6.3 Einen Gang zulegen

Wenn dir dieser Plan noch nicht intensiv genug ist, gibt es selbstverständlich die Möglichkeit, das Ganze etwas härter zu gestalten. Dabei empfehle ich, die Trainingsaufteilung beizubehalten, aber kleine Anpassungen an den einzelnen Workouts vorzunehmen, um sie intensiver und effektiver zu gestalten.

Die Krafteinheiten bleiben weitestgehend gleich, nur dass Sprints hinzugefügt werden. Wer vor einer Krafteinheit sprintet bzw. eine dynamische, explosive Übung absolviert, kann einen größeren Kraftoutput in den im Anschluss folgenden Übungen erzielen, weil das ZNS und die beteiligten großen Muskelfasern darauf trainiert werden schnell viel Kraft zu entfalten. Diese Trainingsform kommt speziell bei Gewichthebern, die bekanntlich große Gewichte bewegen müssen, zum Einsatz und kann auch Kraftsportlern dabei helfen, mehr Kraft und Muskelmasse aufzubauen. Wer im Studio trainiert oder aus anderen Gründen nicht die Möglichkeit dazu hat, freie Sprints durchzuführen, kann die Sprints natürlich auch auf einer Cardiomaschine (Laufband, Crosstrainer) absolvieren oder alternativ 5 Sätze a 10-15 Wiederholungen Sprungkniebeugen durchführen.

Kraft I (modifiziert)

Übung	Sätze	Wiederholungen	Pause
Sprints	5	25 Meter	60 Sekunden
Kniebeugen	5	5	Variabel
Klassisches Drücken ODER Bankdrücken	5	5	Variabel
Vorgebeugtes Langhantelrudern	5	5	Variabel

Kraft II (modifiziert)

Übung	Sätze	Wiederholungen	Pause
Sprints	5	25 Meter	60 Sekunden
Kreuzheben	5	5	Variabel
Dips	5	5	Variabel
Klimmzüge	5	5	Variabel

Auch die Ausdauereinheiten können härter und effektiver gestaltet werden, indem einzelne Übungen zu Zirkeln kombiniert werden. Bei einem Zirkel werden alle Übungen hintereinander weg absolviert und erst anschließend pausiert. Das stellt das Herzkreislauf-System vor eine deutlich größere Belastung.

Ausdauer I (modifiziert)

Übung	Sätze	Wiederholungen	Pause
Kniebeugen	3	20	0
Klassisches Drücken ODER Bankdrücken	3	20	0
Vorgebeugtes Langhantelrudern	3	20	2 Minuten

Ausdauer II (modifizert)

Übung	Sätze	Wiederholungen	Pause
Kreuzheben	3	20	0
Burpees*	3	20	2 Minuten

6.4 Einen Gang runterschalten

Ebenso wie der Basisplan härter gestaltet werden kann, ist es natürlich auch möglich sich das Ganze leichter zu machen. Bei der leichteren Variante wird nach jedem 2-Tage-Zyklus ein Pausentag eingelegt. Der Zeitraum dieser Phase würde sich dann auf 11 Wochen ausdehnen.

Mo	Di	Mi	Do	Fr	Sa	So
Woche 1						
K I	A I	Pause	K II	A II	Pause	K I
Woche 2						
A I	Pause	K II	A II	Pause	K !	A I
Woche 3						
Pause	K II	A II	Pause	K I	A I	Pause
Woche 4						
K II	A II	Pause	K I	A I	Pause	K II
Woche 5						
A II	Pause	K I	A I	Pause	K II	A II
Woche 6						
Pause	K I	A I	Pause	K II	A II	Pause
Woche 7						
K I	A I	Pause	K II	A II	Pause	K I
Woche 8						
A I	Pause	K II	A II	Pause	K I	A I
Woche 9						
Pause	K II	A II	Pause	K I	A I	Pause
Woche 10						
K II	A II	Pause	K I	A I	Pause	K II
Woche 11						
A II	Pause	Pause	Pause	Pause	Pause	Pause

6.5 Ernährung

Gesunde Ernährung auf einem Blick:

1.) **Ernähre dich so naturbelassen wie möglich**
2.) **Ernähre dich so vielseitig wie möglich**
3.) **Nimm mehrere kleine Mahlzeiten statt wenige große zu dir**
4.) **Trinke viel Wasser**

Ich bin beim Thema Ernährung kein großer Freund von streng mathematischen und Wissenschaftlichen Betrachtungsweisen. Genaue Kalorienmengen und exakte Mahlzeitenpläne wird es daher hier in diesem Buch nicht geben – sie sind realitätsfern und unpraktisch. Du kannst davon ausgehen, dass alle Kalorienrechner und exakten Ernährungspläne (paradoxerweise) ungenau und unsinnig sind, denn niemand kennt den täglichen Bedarf eines Athleten zur optimalen Funktionsweise des Körpers tatsächlich. Er ist individuell extrem unterschiedlich und unterliegt so vielen Einflussfaktoren, dass man ihn unmöglich genau berechnen kann.
Ernährung wird von vielen Experten unnötig verkompliziert, um – Du errätst es – Geld damit zu verdienen. Sie verkaufen exotische Diätprogramme mit detaillierten, strengen Vorschriften als Wundermittel – dabei geht es auch viel einfacher und oftmals auch effektiver.

Naturbelassenheit

Was kaum jemand wirklich erklärt ist die Tatsache, dass es im Kern nur wenige wichtige Regeln gibt, die wirklich tiefgreifende Auswirkungen haben. Die erste und vermutlich wichtigste lautet wie folgt: **Ernähre dich so naturbelassen wie möglich.**

Hinter der Umsetzung dieser Regel steckt einiges an Arbeit, weil wir heutzutage weit davon entfernt sind, uns naturbelassen zu ernähren. Dennoch legt man damit bereits den größten Schritt auf dem Weg zu einer gesunden, leistungsorientieren Ernährung zurück. Diese eine kleine Regel ist das A und O. Allerdings klingt sie so einfach, dass man nicht viel Geld daraus holen kann. Daher erfindet man lieber zyklische Ernährungspläne, vermittelt sie mit komplex klingenden wissenschaftlichen Erklärungen rund um Leptin & Co. und zieht aktuelle Studien als Referenz heran, um mehr daraus zu machen, als eigentlich dahinter steckt.

Es wird im Verlaufe des einjährigen Trainingsprogrammes in diesem Buch noch einige weitere Ernährungsrichtlinien geben. Die Grundlage aller Ernährungsoptimierungen jedoch bildet die oben genannte Regel. Sie ist die Basis, das Fundament, und sollte entsprechend ehrgeizig umgesetzt werden. Deshalb sollte in Phase I des Adonis-Guides besonders aufmerksam an der Umsetzung dieser Regel gearbeitet werden. Versuche alle verarbeiteten Lebensmittel so gut es geht zu streichen. Natürlich sind heutzutage alle Lebensmittel bis zu einem gewissen Grad verarbeitet, doch geht es hier um die Reduzierung und nicht vollkommene Vermeidung von Chemie. Dabei kann dir diese kleine Richtlinie behilflich sein:

Versuche bei allen Lebensmitteln, die du kaufst, darauf zu achten, dass die Zutatenliste nur eine Zutat enthält!

Putenbrust sollte nur Pute als Zutat haben, Walnüsse nur Walnüsse und Seelachs nur Seelachs. Sollte hingegen ein Chemielexikon vonnöten sein, um die Zutatenliste verstehen zu können, kann das Produkt dahinter getrost vergessen werden – es belastet den Körper mit Fremdstoffen und trägt sicher nicht zu einem wirklich gesunden, von einer hohen Leistungsfähigkeit geprägten Leben bei. Wir Menschen sind nicht ohne Grund heutzutage wesentlich gebrechlicher als wir es noch zu früheren Zeiten waren. Moderne Medizin und die Minimierung von natürlichen Gefahrenquellen mögen das Leben ausgedehnt haben, doch ging ein Teil des Fortschrittes auch auf Kosten der körperlichen Stabilität. Bluthochdruck, Diabetes, Depressionen, Schlaganfälle, Herzinfarkte – sie alle lassen sich bis zu einem gewissen Grad auf eine schlechte, Fast-Food-lastige Ernährungsweise zurückführen, wobei natürlich auch andere Faktoren wie negativer Stress und Bewegungsmangel Einfluss haben.

Vielfalt

Neben der Naturbelassenheit der Lebensmittel sollte zudem auch auf eine gewisse Vielfalt geachtet werden. Idealerweise ergibt der Teller ein buntes Bild aus unterschiedlichen Gemüsesorten, Protein- und Energiequellen. Dadurch wird gewährleistet, dass der Körper alle wichtigen Nährstoffe in ausreichender Menge erhält – eine Mangelernährung ist niemals gesund.

Also halten wir fest: **Ernähre dich so vielseitig wie möglich!**

Frequenz

Darüber hinaus ist es wichtig, häufig zu essen. Es ist aus meiner Sicht wesentlich effektiver, mehrere kleine Mahlzeiten als die klassischen drei großen Mahlzeiten zuzuführen. Diese Meinung ist durchaus umstritten, so gibt es auch einige Experten, die in der Tat nur zu 3-4 Mahlzeiten raten. Ein Grund dafür ist die mögliche Abhängigkeit von häufigen Mahlzeiten. Fällt dann mal eine dieser kleineren Mahlzeiten weg, so kann das angeblich schon automatisch zu einem Abfall des Blutzuckerspiegels führen. Bis zu einem gewissen Grad stimme ich dem sogar zu – wer häufig isst, gewöhnt sich daran häufig zu essen und wird daher auch Umstellungsprobleme haben, sollte er abrupt weniger Mahlzeiten zu sich nehmen. Tatsache aber ist, dass niemand mit einer geringen Mahlzeitenfrequenz effektiv Muskelmasse aufbauen kann. Mit häufigen Mahlzeiten können wesentlich mehr Nährstoffe und Energie zugeführt werden und einen konstanten Versorgungsstrom bilden - genau das ist auch nötig, um schnell Muskeln aufzubauen. Zudem ist es auch aus gesundheitlicher Sicht besser, häufiger zu essen. Die Lebensmittel besitzen heutzutage in aller Regel weniger Nährstoffe als sie noch im komplett naturbelassenen Zustand zu früheren Zeiten besaßen. Daher muss auch mehr gegessen werden, um eine optimale Menge aller Nährstoffe zu bekommen. Der Körper kann aber nur eine begrenzte Menge auf einmal verwerten, sodass bei mehreren Mahlzeiten auch mehr Nährstoffe verwertet werden können. Ganz abgesehen davon ist es für die Leistungsfähigkeit untertags wesentlich besser. Üppige Mahlzeiten führen zu nichts anderem als Müdigkeit. Wer aber den Tag nutzen und etwas schaffen möchte, benötigt ein möglichst konstantes Energieniveau. Kleinere Mahlzeiten sättigen ohne zu übersättigen, sodass die große Müdigkeit weitestgehend ausbleibt. Alles in allem bleibt aus meiner Sicht die klare Empfehlung stehen, lieber mehrere kleinere Mahlzeiten statt wenigen großen zu konsumieren.

Daher: **Nimm lieber 5-6 kleinere Mahlzeiten als 3 große zu dir!**

Flüssigkeitszufuhr

Die meisten Menschen (speziell Frauen) trinken viel zu wenig. Von denjenigen, die ausreichend trinken, führt sich ein Großteil wiederum die falschen Flüssigkeiten zu. Limonaden, Säfte und Co. sind flüssige Kalorien- und Chemiebomben, die es nicht einmal ansatzweise mit der gesundheits- und leistungsfördernden Wirkung von klarem Wasser aufnehmen können. Wasser ist die Basis des Lebens und einen solchen Stellenwert solltest Du ihm auch einräumen. Wenn dir Gesundheit und Leistung wichtig sind, dann empfehle ich dir deine Flüssigkeitszufuhr über Wasser und ungesüßte Tees zu decken. Hin und wieder eine Tasse Kaffee oder auch Milch sind absolut im Rahmen, aber trotz allem solltest Du wenigstens 3 Liter Wasser am Tag trinken. Ich würde dir sogar dringend empfehlen, die Zufuhr auf 4-5 Liter zu erhöhen. Du wirst die positiven Effekte einer hohen Wasserzufuhr auf dein Wohlbefinden schnell zu spüren bekommen und dadurch all die klassischen Chemiegetränke schnell vergessen.

Trinke idealerweise 4-5 Liter Wasser und ungesüßte Tees täglich und streiche sämtliche Chemiegetränke wie Limonaden, Softdrinks und Säfte aus deinem Alltag!

Auf einem Blick

Um es zusammenzufassen: Versuche dich in dieser ersten Phase einfach so naturbelassen und vielseitig wie möglich zu ernähren. Kombiniere

Lebensmittel wie Obst, Gemüse, Fleisch, Fisch, Eier, Nüsse, Samen, Süßkartoffeln, Kartoffeln, Quinoa, Haferflocken, Wildreis oder Braunen Reis zu bunten, nährstoffreichen, leckeren Gerichten verteilt auf 5-6 kleinere Mahlzeiten täglich. Getrunken wird in großen Mengen Wasser, ungesüßter Tee und bei Bedarf Milch sowie etwas Kaffee. Je besser Du diese einfachen Regeln umsetzt, desto mehr Erfolg wirst Du dafür ernten. Das reicht von einer gesteigerten Leistungsfähigkeit, schnellen Kraft- und Muskelzuwächse und mehr Energie bzw. weniger Energietiefs bis hin zu einem klareren Hautbild und gestärktem Immunsystem.

Was die Menge der Nährstoffzufuhr angeht, so empfehle ich in dieser Phase lieber zu viel als zu wenig zu essen. Kraftaufbau funktioniert ähnlich (wenn auch nicht ganz so drastisch) eher ineffektiv in einem Kaloriendefizit, sodass ein Überschuss an Kalorien sinnvoller ist. Dazu musst Du keine Kalorien zählen – iss dich einfach ordentlich satt und setze verstärkt auf kalorienreiche, naturbelassene Lebensmittel. Hierzu zählen beispielsweise fettiger Fisch, fettiges Fleisch, Nüsse und kohlenhydratreiche Produkte wie Süßkartoffeln, Quinoa und Brauner Reis.

Supplementation

Um die Erfolge des Trainingsprogrammes zu maximieren, empfehlen sich einige sinnvolle Nahrungsergänzungsmittel. Da diese letztlich allerdings auch chemischer Natur sind und die Reduzierung der zugeführten Chemie die Grundregel einer gesunden Ernährung ist, sollte auch die Supplementation auf ein Minimum beschränkt werden. Nur das, was wirklich sinnvoll ist, findet hier Platz. Genau genommen sind Supplemente generell nicht unbedingt notwendig – wenn Du darauf lieber verzichten möchtest, ist das überhaupt kein Problem. Sinnvoll eingesetzt können sie allerdings dabei helfen, größere Erfolge zu erzielen – auch wenn hier keine Wunder erwartet werden dürfen. Vor allem aber dürfen Supplemente niemals genutzt werden, um eine mangelhafte

Ernährungsweise zu kompensieren, denn das funktioniert nicht. Bring zuerst deine normale Ernährung in Ordnung und dann kannst Du über Nahrungs*ergänzungs*mittel nachdenken. Viele wählen den umgekehrten Weg und wundern sich dann über ausbleibende Erfolge.

Whey Protein

Whey Protein ist ein sehr schnell verfügbares Eiweiß mit einem hochwertigen Aminosäureprofil. Es ist besonders nach dem Training sinnvoll, um dem Körper schnellstmöglich hochwertiges Eiweiß zur Verfügung zu stellen und somit die Reparatur der Muskeln zu starten.
Ich selbst nehme Whey Protein nach nahezu jeder Trainingseinheit und kann es dir daher auch empfehlen. 30g sind hierbei ausreichend. Auch kurz vor dem Training kann eine Dosis Whey-Protein genommen werden, um den Körper direkt nach oder zum Teil noch während des Trainings mit Aminosäuren (Bestandteile von Eiweißen) zu versorgen. Voraussetzung hierfür ist allerdings, dass es keine größeren Verdauungsschwierigkeiten gibt.
Beim Kauf eines Whey-Proteins ist auf mehrere Dinge zu achten. Der Eiweißanteil des Pulvers sollte möglichst hoch, Kohlenhydrat- und Fettanteil möglichst niedrig sein. Ballaststoffe sollten wenn überhaupt in sehr, sehr geringer Menge vorkommen, da es um eine schnelle Verdauung und Absorption der Nährstoffe geht.
Das Pulver sollte sehr gut löslich sein und natürlich geschmacklich zusagen (wenigstens genießbar sein). Auch auf die Qualität der Inhaltsstoffe ist zu achten. Viele Billigprodukte bestehen ausschließlich aus Whey-Konzentrat, welches weniger schnell und leicht verdaut werden kann als Whey-Isolat oder gar -Hydrolysat. Manch einer bekommt Verdauungsschwierigkeiten bei reinen Konzentrat-Produkten. Speziell vor dem Training empfiehlt sich daher ein Produkt mit möglichst hohem Isolat-Anteil, um die Verdauung nicht unnötig zu belasten.
Einige der genannten Qualitätsmerkmale können allerdings erst nach dem Kauf des Produktes beurteilt werden. Da ich selbst schon einige Fehlkäufige getätigt habe, möchte ich dich an meinen Erfahrungen teilhaben lassen.
Ich selbst nutze aktuell PhD Pharma Whey Protein *nach* dem Workout, weil es mich aufgrund seiner Inhaltsstoffe und des Geschmacks überzeugt. PhD Whey besitzt neben Konzentrat auch Isolat und sogar Hydrolysat und enthält darüber hinaus ein Verdauungsenzymgemisch. Es ist für mich besser verträglich als die meisten anderen Produkte, die ich

bisher getestet habe. Geschmacklich zum Trinken ist Erdbeere für mich das Nonplusultra, Vanille und Schoko-Cookies hingegen nutze ich hin und wieder, um damit zu kochen (Protein-Pancakes, Protein-Riegel, etc.). Aber ich möchte dich auch nicht zum Kauf eines bestimmten Produkts drängen – dieses Buch ist nicht als Werbung gedacht. Es gibt viele gute Produkte auf dem Markt und im Zweifelsfall kann man sich auch in Foren bzw. über Google Rat holen.

Whey kann übrigens in Wasser oder Milch gemixt werden, ich empfehle für alle Pläne dieses Buches eher Milch, weil es besser schmeckt und auch gute Nährwerte liefert.

Fischöl

Omega-3-Fettsäuren sind essentiell für den Menschen, das heißt wir müssen sie über die Nahrung zuführen. Ihre positiven Effekte beispielsweise auf die Herzgesundheit, den Blutdruck und unzählige weitere Organe und Prozesse im Körper sind unbestritten. Das Problem ist, dass sich die meisten Menschen viel zu wenige Omega-3-Fettsäuren zuführen.

Speziell die Omega-3's EPA und DHA sind für die Gesundheit und Leistungsfähigkeit von großer Bedeutung und die einzige Möglichkeit an optimale Mengen von ihnen zu gelangen, ist der regelmäßige Verzehr von Fisch, speziell Lachs, Makrelen und Sardinen.

Aus der pflanzlichen Omega-3-Fettsäure ALA (alpha-Linolensäure), welche beispielsweise in Nüssen und Ölen enthalten ist, können zwar gewisse Mengen an EPA und DHA gebildet werden, allerdings ist die Umwandlungsrate derart ineffektiv, dass schon sehr große Mengen an ALA zugeführt werden müssten.

Um es kurz machen, für den gesundheits- und leistungsorientierten Athleten führt kein Weg an den regelmäßigen Verzehr von Fischfetten vorbei. Besonders empfehlenswert ist es natürlich, einfach so oft wie möglich Fisch zu essen. Allerdings mögen viele Menschen Fisch nicht besonders, sodass in diesem Fall eine Ergänzung mit Fischöl sinnvoll ist. Ich empfehle allen Menschen, die nicht genügend Fisch essen, eine Einnahme von 1-3g Omega-3-Fettsäuren täglich aus Fischöl-Kapseln oder – Flaschen – die genaue Einnahmemenge hängt von deinem Fischkonsum ab. Idealerweise wird die eine Hälfte von der Gesamtmenge zum Frühstück und die andere zum Abendessen eingenommen. Vergiss bitte trotzdem nicht, dass Nahrungsergänzungsmittel eine gesunde Ernährung nicht ersetzen können, also versuche wenigstens, häufiger Fisch zu essen. Weil ich die klare Empfehlung geben möchte, regelmäßig Fisch zu essen, habe ich Fischöl in Beispielernährungsplänen nicht aufgelistet – Du kannst es bei Bedarf natürlich hinzufügen.

Vitamin D

Vitamin D ist eines der wichtigsten Vitamine überhaupt – auch wenn die Bezeichnung Vitamin definitionsgemäß nicht ganz korrekt ist. Es hat eine enorme Bedeutung für den menschlichen Körper. So spielt es unter anderem für das Immunsystem und den Knochenbau eine große Rolle.
Der Körper kann Vitamin D mithilfe von Sonnenlicht in großer Menge selbst produzieren. Daher ist eine ergänzende Zufuhr absolut unnötig - sofern der Körper genügend Sonnenlicht bekommt. Speziell in den Wintermonaten bekommen die meisten Menschen allerdings deutlich zu wenig Sonnenlicht und leiden daher mit der Zeit an einem Vitamin-D-Mangel. Das ist eine Erklärung dafür, dass gerade zum Ende des Winters, wenn der Vitamin-D-Spiegel im Körper besonders niedrig ist, viele Menschen erkranken.
Die in der gewöhnlichen Nahrung enthaltenen Mengen an Vitamin D sind in der Regel nicht ausreichend. Daher empfehle ich dir im Winter 1000-2000 IE Vitamin D täglich ergänzend zuzuführen – die genaue Menge hängt davon ab, wieviel Sonnenlicht dein Körper abbekommt. Im Zweifelsfall würde ich mich eher an den 2000 IE orientieren. Wer aber trotzdem keine Ergänzung mit Vitamin D in Betracht ziehen möchte, sollte möglichst viel Lachs, Sardinen und Eier verzehren, da diese Lebensmittel besonders viel Vitamin D enthalten.

Creatin

Creatin ist eines der effektivsten Nahrungsergänzungsmittel zur Steigerung der Kraft, Leistungsfähigkeit und zur Verbesserung der Regeneration. Kaum ein anderes Nahrungsergänzungsmittel ist derart gut und vor allem mit positiven Resultaten erforscht wie Creatin. Im Körper findet sich Creatin größtenteils in der Skelettmuskulatur. Dort ist es Teil des Creatin-Phosphat-Systems und kann in dieser Funktion vereinfacht gesagt dafür sorgen, dass sich der primäre Energieträger ATP schneller regeneriert – infolgedessen kann mehr Arbeit verrichtet werden. Die ergänzende Einnahme von Creatin zielt darauf ab, die Creatinspeicher in den Muskelzellen zu sättigen. Gerade bei fortgeschrittenen Kraftsportlern, also wenn die vorhandene Muskelmasse vergleichsweise groß ist, wird dazu in der Regel nämlich mehr Creatin benötigt als der Körper herstellen und über die Nahrung zugeführt werden kann. Fortgeschrittene Sportler profitieren daher vergleichsweise stark von einer ergänzenden Zufuhr von 3-5g Creatin täglich. Der Einnahmezeitpunkt ist eigentlich unwichtig, da es wie bereits gesagt lediglich um die Sättigung der Speicher geht. Allerdings wird Creatin besser in Verbindung mit einfachen Kohlenhydraten absorbiert, sodass die Einnahme von Creatin direkt nach dem Workout in Verbindung mit beispielsweise einer Banane sinnvoll ist.

Da übrigens die Wirkung über die allmähliche Sättigung der Speicher entfaltet wird, kann es ein paar Wochen dauern ehe sie spürbar wird. Von da an gilt es lediglich die Sättigung der Creatinspeicher beizubehalten – Creatin kann also dauerhaft genommen werden. Die Ausbildung einer Toleranz seitens des Körpers findet *nicht* statt, sodass die klassische zyklische Einnahme von Creatin unnötig ist. Sinnvoll ist eine ergänzende Einnahme von Creatin erst ab einem bestimmten Trainingsniveau. Anfänger besitzen zu wenig Muskelmasse, als dass sich eine Ergänzung mit Creatin lohnen würde. Ich empfehle erst ab circa 6-12 Monaten Trainingserfahrung mit der Creatinsupplementation zu beginnen. Es gibt verschiedene Formen von Creatin, allerdings übertrifft keine die Wirksamkeit von Creatin Monohydrat. Da dieses auch die günstigste Variante ist, empfehle ich dir stets reines Creatin Monohydrat zu nutzen.

Dein Supplementationsplan in Phase I auf einem Blick

Zum Frühstück	(bei zu geringem Fischkonsum) 0,5-1,5g Omega-3-Fettsäuren aus Fischöl, (im Winter) ca. 1000 IE Vitamin D
15-30 Minuten vor dem Workout	30g Whey Protein
Direkt nach dem Workout	30g Whey Protein, (für fortgeschrittene Sportler) 3-5g Creatin Monohydrat
Zum Abendessen	(bei zu geringem Fischkonsum) 0,5-1,5g Omega-3-Fettsäuren aus Fischöl, (im Winter) ca. 1000 IE Vitamin D

6.6 Wichtige Erkenntnisse

- Kraftausdauertraining erhöht die Kapillardichte und verbessert dadurch die Regenerationsfähigkeit (und folglich die Leistungsfähigkeit)
- Schweres Gewichtstraining bildet zusammen mit Kraftausdauertraining eine hervorragende Kombination zur Vergrößerung der Kraft und Leistungsfähigkeit und daher eine perfekte Basis für den effektiven Muskelaufbau und Fettabbau
- Zum Kraftaufbau ist das 5x5-System mit steigenden Gewichten innerhalb der Satzfolge hervorragend geeignet
- Ausdauereinheiten dienen der Förderung der Regeneration und sollten daher bereits kurz vor dem Koordinationsversagen abgebrochen werden, um Regeneration nicht in die Länge zu ziehen
- Genaue Nährwert- und Kalorienvorgaben bzw. Ernährungspläne sind überflüssig, da der individuelle Bedarf unmöglich berechnet werden kann
- Eine gute leistungs- und gesundheitsorientierte Ernährung richtet sich in erster Linie nur nach den folgenden Regeln: Ernähre Dich so naturbelassen und vielfältig wie möglich, nimm lieber mehrere kleinere Mahlzeiten statt wenigen großen zu Dir und trinke im Idealfall 4-5 Liter Wasser und ungesüßte Tees täglich
- Lebensmittel sollten im Idealfall nur eine Zutat in der Zutatenliste haben
- Kraftaufbau funktioniert am besten mit einem leichten Kalorienüberschuss

7 Phase II: Der Übergang zum Fettabbau (21 Tage)

Nachdem Du dich in der letzten Phase an eine naturbelassene Ernährung gewöhnt und dabei einen Kalorienüberschuss erzielt hast, wird es nun Zeit für den Umstieg auf den Fettabbau, um den Rebound-Effekt auszunutzen, den Fettstoffwechsel zu trainieren und das in der letzten Phase aufgebaute bzw. bereits vorhandene Körperfett abzubauen.

Diese drei Ziele, also Rebound-Effekt, Fettabbau und Fettstoffwechseloptimierung funktionieren am besten mit einer kohlenhydratarmen Ernährung – den Grund dafür erkläre ich gleich noch. Um die drei genannten Ziele möglichst schnell zu erreichen, ist zunächst eine Übergangsphase nötig, in der Du dich an eine kohlenhydratarme Ernährung (Low Carb) gewöhnst. Bisher hast Du dich nämlich höchstwahrscheinlich relativ kohlenhydratreich ernährt und somit hat sich dein Körper daran gewöhnt.
Die Anpassung an eine Low Carb Ernährung dauert 1-4 Wochen – 3 Wochen sind in der Regel vollkommen ausreichend, weshalb das auch der von mir empfohlene Zeitraum von Phase II ist. In dieser Zeit kann es – speziell nach etwa 2-5 Tagen – zu Entzugserscheinungen kommen. Müdigkeit und Demotivation stehen dabei ganz oben auf der Liste der Symptome. Auch die Leistungsfähigkeit wird abfallen. Aber keine Sorge, das geht vorbei und kehrt sich später merklich ins Gegenteil um. Hat sich der Körper erst einmal angepasst, wirst Du mit einer erhöhten Leistungsfähigkeit und geistigen Wachheit belohnt. Mit einer Low Carb Ernährung wirst Du deutlich vitaler, energiegeladener, konzentrierter sein und weniger Energietiefs erleben. Auch darauf gehe ich weiter unten noch genauer ein.

Du darfst auf keinen Fall vergessen, dass die Symptome infolge des Umstiegs auf eine kohlenhydratarme Ernährung zeitlich begrenzt sind. Viele geben auf, weil sie aufgrund besagter Symptome denken, die Ernährung sei in der Form ungesund - doch das ist ein Irrglaube. Es handelt sich um eine Anpassungsphase, die aufgrund der schlechten Ernährungsgewohnheiten der westlichen Welt notwendig ist. Bei manchen Menschen werden die Symptome kaum spürbar sein, wohingegen andere möglicherweise größere Anpassungsprobleme haben werden. Das ist vollkommen normal. Hier solltest Du es mit Winston Churchill halten *„Wenn Du durch die Hölle gehst, geh weiter"*.

7.1 Training

Mo	Di	Mi	Do	Fr	Sa	So
			Woche 1			
20er KB WO A	20er KB	20er KB WO B	20er KB	20er KB WO C	20er KB	20er KB
			Woche 2			
20er KB WO A	20er KB	20er KB WO B	20er KB	20er KB WO C	20er KB	20er KB
			Woche 3			
20er KB WO A	20er KB	20er KB WO B	20er KB	20er KB WO C	20er KB	20er KB

KB=Kniebeugen

Das Training sollte in dieser Phase simpel gehalten werden, da der Schwerpunkt auf der Ernährungsanpassung liegt. Daher bietet sich ein kleines Kniebeugen-Programm an, welches Christian Zippel, meiner Meinung nach einer der besten deutschen Autoren im Bereich Kraftsport und Philosophie, einmal auf seinem Blog (den es mittlerweile leider nicht mehr gibt) veröffentlich hat. Dabei handelt es sich um *das 20er Kniebeugen System*, einem hochfrequenten Trainingsprogramm zur Steigerung der Leistung beim Beugen. Darüber hinaus wird es wöchentlich 3 Oberkörpereinheiten geben, welche ebenfalls nur aus den wichtigsten Übungen bestehen und jeweils direkt nach den Kniebeugen absolviert werden können.

7.1.1 20er Kniebeugen

Beim 20er Kniebeugen System nach Christian Zippel werden täglich 20 Kniebeugen so schnell wie möglich absolviert. Diese werden auf kleine „Mini-Sätze" (Cluster) aufgeteilt - beispielsweise 4x5 Wiederholungen oder 1x13 +1x7 oder 2x8 + 1x4. Hauptsache am Ende kommen 20 Wiederholungen heraus. Die Pausen sollten möglichst kurz sein. Anfangs empfehlen sich 10-30 Sekunden Pausenzeit, welche nach und nach verkürzt wird.

Ziel ist es, die einzelnen Cluster immer weiter zu vergrößern bzw. die Pausenzeiten zu verkleinern, bis *20 Wiederholungen am Stück* möglich sind.

Hat man 20 saubere Kniebeugen hintereinander durchgeführt, so wird das Gewicht zur nächsten Einheit um 5 kg erhöht und die Prozedur wiederholt.

Das 20er Kniebeugen System ist eine sehr gute Möglichkeit, um die Gewichte bei den Kniebeugen zu erhöhen, sich an Hochfrequenztraining zu gewöhnen, Muskeln aufzubauen und vor allem für ein optimales hormonelles Umfeld zu sorgen. Ganzkörperübungen wie Kniebeugen sorgen für eine erhöhte Testosteron- und Wachstumshormonausschüttung, was für Muskelaufbau und Fettabbau gleichermaßen wichtig ist.

7.1.2 Oberkörpereinheiten

Workout A

Übung	Sätze	Wiederholungen	Pause
Dips	4	8-12	2 min
Klimmzüge	4	8-12	2 min
Ergänzungstraining (10 min)			

Workout B

Übung	Sätze	Wiederholungen	Pause
Rumänisches Kreuzheben	4	8-12	2 min
Klassisches Drücken	4	8-12	2 min
Ergänzungstraining (10 min)			

Workout C

Übung	Sätze	Wiederholungen	Pause
Bankdrücken	4	8-12	2 min
Vorgebeugtes Langhantelrudern	4	8-12	2 min
Ergänzungstraining (10 min)			

Mit „Ergänzungstraining" ist ein Zeitraum gemeint, indem Du vollkommen frei entscheiden kannst, was Du trainierst – solange dabei kein Muskelversagen erfolgt. Das Ergänzungstraining ist deine ganz persönliche Spielwiese, wo Du dich austoben kannst. Es empfiehlt sich hier natürlich in aller erster Linie Schwachpunkte auszumerzen. Wer beispielsweise einen unterentwickelten seitlichen Deltamuskel oder eine unzureichende Griffkraft hat, kann hierfür entsprechende Isolationsübungen durchführen. Auch Kettlebells, Medizinbälle, Sandsäcke und andere Trainingsgeräte können hier zum Einsatz kommen.

Das Konzept des Ergänzungstrainings wird noch häufiger in diesem Buch vorkommen, weil es notwendig ist, um den individuellen Anforderungen einzelner Menschen Rechnung zu zollen. Ein Trainingsprogramm sollte immer so gut es geht auf die Bedürfnisse der Anwender zugeschnitten sein und das Ergänzungstraining bietet eine gute Möglichkeit dazu.

7.2 Einen Gang zulegen

In dieser Phase ist es nicht ratsam, noch härter zu trainieren. Der Schwerpunkt liegt hier nicht auf dem Training, sondern auf der Ernährungsanpassung. Weiter fortgeschrittene Sportler trainieren dann eben mit schwereren Gewichten, aber nach dem gleichen Plan. Solltest Du dich wider Erwarten wirklich unterfordert fühlen, bist Du höchstwahrscheinlich schon an eine Low Carb Ernährung gewöhnt und kannst diese Phase überspringen.

7.3 Einen Gang runterschalten

Sollte dich das tägliche Kniebeugen-Training in Verbindung mit der Low Carb Ernährung überfordern, so kannst Du einzelne Tage, an denen Du dich sehr antriebslos, demotiviert oder geschwächt fühlst, auslassen oder nur leichtes Techniktraining durchführen. Aber weiche nicht von der Low Carb Ernährung ab. Nochmal: Sie ist Sinn und Zweck dieser Phase!

7.4 Ernährung

Eine kohlenhydratarme Ernährung ist mit Abstand der beste Weg, um schnell Fett abzubauen, ohne dabei großartig Muskelmasse zu verlieren. Aber warum ist das so?

Zur Erklärung wird zunächst etwas Hintergrundwissen benötigt. In der Ernährung unterteilt man in Makro- und Mikronährstoffe. Zu den Mikronährstoffen gehören Vitamine, Mineralien, Spurenelemente und sekundäre Pflanzenstoffe. Sie kommen in allen naturbelassenen Lebensmitteln vor. Speziell Gemüse und Obst sind tolle Mikronährstofflieferanten. Eine genaue Aufschlüsselung der Mikronährstoffe ist unnötig, denn solange die Ernährung vielseitig und naturbelassen gestaltet wird, erhältst Du auch die nötigen Mikronährstoffe. Für den Fettabbau (und Muskelaufbau) entscheidend sind zunächst einmal die Makronährwerte – dazu zählen Eiweiße, Kohlenhydrate und Fette.

7.4.1 Eiweiße

Eiweiße (=Proteine) sind die wichtigsten Nährstoffe. Sie sind an zahlreichen körperinneren Prozessen beteiligt und zum Überleben absolut notwendig. Doch für Athleten nehmen sie eine ganz besondere Stellung ein, denn von den drei Makronährstoffen machen Eiweiße mit Abstand den größten Teil der Muskelmasse aus. Zum Muskelaufbau sind Eiweiße daher absolut wesentlich. Aber auch zum Fettabbau sind sie unabdingbar, denn Eiweiße liefern zwar wie Kohlenhydrate rund 3,9 kcal pro g, stellen jedoch relativ hohe Anforderungen an die Verdauung, so dass ein Teil der Energie dafür gleich wieder verbraucht wird. Sie kurbeln dadurch den Stoffwechsel an und verhindern zudem, dass sich der Körper an den Muskeln bedient, das heißt Muskelmasse abbaut, um sie zur Energieversorgung zu nutzen. Das ist für den Fettabbau ganz entscheidend, denn der Schutz der Muskulatur sollte oberste Priorität besitzen. Als primärer Energielieferant sind Eiweiße allerdings nicht geeignet, da sie im Körper zunächst aufwendig umgewandelt werden müssen, um als Energie genutzt werden zu können.

Jedes Lebensmittel besitzt unterschiedlich hochwertige Eiweiße. Woran lässt sich diese Hochwertigkeit erkennen? Am Aminosäureprofil und an der biologischen Wertigkeit. Eiweiße werden im Körper in Aminosäuren aufgespalten. Es gibt verschiedene Aminosäuren, von denen einige leicht im Körper selbst produziert werden können, wohingegen andere über die Nahrung zugeführt werden müssen. Das Aminosäureprofil sollte möglichst breit gefächert und reich an essentiellen Aminosäuren, also jenen, die der Körper nicht selbst (in ausreichender Menge) produzieren kann, sein.

Die biologische Wertigkeit gibt an, wie ähnlich die Zusammensetzung des Nahrungseiweißes dem des Körpereiweißes ist. Je höher die biologische Wertigkeit, desto leichter kann der Körper daraus beispielsweise Muskelmasse aufbauen. Hochwertige Eiweißquellen sind Fisch, Fleisch, Geflügel, Eier, Milch und Milchprodukte (Käse, Quark). Soja hingegen ist stark überbewertet und sollte gemieden werden. Sojaprodukte wie Tofu enthalten zwar relativ viel Eiweiß, aber unter anderem auch östrogennachahmende Verbindungen, die den Hormonhaushalt negativ beeinflussen und Muskelaufbau, Fettabbau sowie Sexualtrieb hemmen.

7.4.2 Fette

Fette haben einen ziemlich schlechten Ruf – vollkommen zu Unrecht. In der Entwicklungsgeschichte der Menschen waren Fette stets die wichtigsten Energielieferanten. Unser Körper ist sehr gut auf eine fettreiche Ernährung eingestellt. Einige Fette sind sogar lebensnotwendig. Grob unterteilt man Fette in gesättigt und ungesättigt. Ziemlich unbestritten ist mittlerweile der gesundheitliche Nutzen der ungesättigten Fette, speziell der Omega-3 Fettsäuren, wohingegen gesättigte Fettsäuren *noch* einen schlechten Ruf haben. Doch gerade gesättigte Fette sind für uns Menschen von großer Wichtigkeit. Sie haben beispielsweise sehr positive Auswirkungen auf den Testosteronspiegel und damit auf Muskelaufbau sowie Fettabbau. Zudem sind sie hervorragende Energielieferanten. Dass sie angeblich die „Arterien verstopfen" sollen, ist ein Mythos.
Absolut ungesund sind allerdings Produkte mit gehärteten Fetten, denn bei der Fetthärtung entstehen häufig Trans-Fettsäuren als Nebenprodukt. Diese Trans-Fettsäuren stehen im Verdacht sehr negative Auswirkungen auf die Gesundheit zu haben. Beispielsweise sollen sie das schlechte LDL-Cholesterin erhöhen und das gute HDL-Cholesterin reduzieren, was unter anderem zu einem erhöhten Herzinfarkt- und Schlaganfallrisiko führen kann. Enthalten sind Trans-Fettsäuren zumeist unter anderem in Backwaren, Keksen, Chips, Pommes, Margarine etc. Wer darauf achtet so naturbelassen wie möglich zu essen, bekommt keine Probleme mit Trans-Fettsäuren.

Da die Oxidation von Fettsäuren viel Sauerstoff verbraucht, sind Fette bei sehr intensiven körperlichen Anstrengungen als Energielieferant eher ungeeignet – bei leichteren Belastungen wie beispielsweise Joggen oder auch im Alltag sind sie hingegen der primäre Energielieferant bzw. sollten es sein.

Gute Fettquellen sind Nüsse, Olivenöl, Kokosöl, Butter, fettige Fische (z.B. Lachs, Makrele), Bio-Rindfleisch (von grasenden Rindern), Freiland-Eier und Avocados.

7.4.3 Kohlenhydrate

Kohlenhydrate liefern wie Eiweiße 3,9 kcal pro g, stellen allerdings weniger hohe Anforderungen an die Verdauung. Man kann sie grob in komplexe und einfache Kohlenhydrate unterscheiden.

Einfache Kohlenhydrate gelangen schnell ins Blut, lassen den Blutzuckerspiegel also schnell ansteigen, und rufen eine heftigere Insulinreaktion des Körpers hervor. Insulin transportiert die Energie aus dem Blutkreislauf zu den Zellen - beispielsweise zu den Muskeln oder aber Fettdepots. Der glykämische Index eines Lebensmittels gibt Aufschluss über die Geschwindigkeit des Blutzuckeranstiegs. Je höher er ist, desto schneller steigt der Blutzuckerspiegel an. Ein schneller Anstieg des Blutzuckerspiegels führt zu einer Art Panik des Körpers, sodass die angesprochene heftige Insulinausschüttung so groß ist, dass der Blutzuckerspiegel sehr schnell wieder absinkt. Nun droht eine Unterzuckerung und eine erneute Panik – Heißhunger, also der Drang nach schnell verfügbarer Energie, entsteht. Auf diese Weise wird ein Teufelskreislauf erzeugt, der durch Energietiefs und eine übermäßige Kalorienzufuhr gekennzeichnet ist. Trotz allem sind einfache Kohlenhydrate an bestimmten Stellen sinnvoll, so zum Beispiel direkt nach dem Workout, denn zu diesem Zeitpunkt sind die Kohlenhydratspeicher der Muskeln (Glykogenspeicher) geleert und einfache Kohlenhydrate sorgen für eine möglichst schnelle Auffüllung dieser Speicher und daher für eine schnellere Regeneration.
Finden lassen sich einfache Kohlenhydrate unter anderem in weißem Reis, Kartoffeln, Nudeln, Weißbrot, Schokolade, Gummibären, Eiscreme sowie Bananen, Weintrauben und einigen weiteren Obstsorten. Ernährt man sich möglichst naturbelassen, so fallen die meisten dieser Produkte weg. Übrig bleiben Kartoffeln und Obst. Da Obst auch ein sehr wichtiger

Mikronährstofflieferant ist und leichter als Kartoffeln verdaut werden kann, ist es der beste Energielieferant um ein Workout herum.

Komplexe Kohlenhydrate werden langsamer verdaut und geben daher ihre Energie nach und nach ab, sodass der Blutzuckerspiegel unter Kontrolle bleibt. Sie finden sich beispielsweise in Süßkartoffeln, Haferflocken, braunem Reis, Wildreis, Quinoa und Gemüse.

7.4.4 Die Kehrseite einer kohlenhydratreichen Ernährung

Für den Fettabbau ganz entscheidend ist bei den Kohlenhydraten neben der Komplexität noch ein weiterer Aspekt. Der Körper besitzt nur geringe Speicherkapazitäten für Kohlenhydrate. Dazu zählen primär Leber und Muskelzellen. Die Speicherform der Kohlenhydrate in den Muskelzellen heißt Glykogen und sie dient ausschließlich der Versorgung der Muskelzellen. Bei intensiven körperlichen Belastungen greift der Körper primär auf dieses Glykogen zurück (bei weniger intensiven wie bereits angesprochen eher auf Fettsäuren). Kohlenhydrate können leicht in den Fettdepots gespeichert werden – umgekehrt kann der Körper allerdings nur geringe Mengen Kohlenhydrate aus den Fettdepots zurückgewinnen (etwa 6-8%). Das ist ein großes Problem. Unser Körper ist nämlich seit der Steinzeit darauf gepolt, Energie zu speichern. Überschüssige Nahrungsenergie wird nach Möglichkeit in den Fettdepots konserviert. Wenn wir uns nun allerdings kohlenhydratreich ernähren, dann führt das dazu, dass sich das Gehirn an Glukose (Kohlenhydrate) als primäre Energiequelle gewöhnt. Das Gehirn ist ein riesiger Energiefresser, der etwa 20-25% des täglichen Energieverbrauches ausmacht und verlangt nach einem *möglichst konstanten Energiestrom* zur Versorgung. Wenn sich das Gehirn erst einmal an die Versorgung mittels Kohlenhydrate gewöhnt hat, verlernt es allmählich die Fähigkeit, Ketonkörper (entstehen aus Fetten) als Energieträger zu nutzen. Das heißt es verlangt dann fast ausschließlich nach Kohlenhydraten. Da es für die Kohlenhydrate allerdings kaum Speicher gibt und aus den Fettdepots wenig Kohlenhydrate gewonnen werden können, werden wir dazu gezwungen, oft und vor allem kohlenhydratreich zu essen, um dem Gehirn einen möglichst konstanten Energiestrom zur Verfügung zu stellen. Die überschüssige Energie einer Mahlzeit wandert in die Fettdepots und dort bleibt sie auch, denn weil das dominierende Organ, also das Gehirn, nach Kohlenhydraten verlangt, hat der Körper wenig Verwendung für die Energie aus den Fettdepots.

Ich habe in Kapitel 4 „**Der Rebound-Effekt**" bereits verdeutlicht, dass zum Abbau von Körperfett ein Kaloriendefizit zwingend notwendig ist. Ein Kaloriendefizit muss im Körper ausgeglichen werden, um seine Funktionsfähigkeit zu erhalten. Nun, wenn über die Nahrung nicht genügend Energie zugeführt wird, und die Fettdepots nur bedingt für die Versorgung genutzt werden können, weil sie kaum Kohlenhydrate liefern, was macht der Körper dann, um dieses Kaloriendefizit auszugleichen? Gibt es eine weitere Möglichkeit, an Kohlenhydratenergie (Glukose) zu kommen? Ja, die gibt es. Eiweiße können zu Glukose umgewandelt werden. Und wo finden sich Eiweiße im Körper? Beispielsweise in den Muskeln. Um das Kaloriendefizit auszugleichen wird also wertvolle Muskelmasse abgebaut.

Summa Summarum: **Eine kohlenhydratreiche Ernährung ist für den Fettabbau vergleichsweise ungeeignet, weil weniger das Körperfett als eher die Muskelmasse reduziert wird.**

Natürlich wirst Du in der Praxis mit einer kohlenhydratreichen Ernährung trotzdem Fett abbauen können, solange Du dich in einem Kaloriendefizit befindest – aber es wird eben auch eine nicht unbedeutende Menge an Muskelmasse abgebaut. Abgesehen davon fällt das Erhalten eines Kaloriendefizits mit einer kohlenhydratreichen Ernährung psychologisch schwerer, weil nicht selten Heißhunger eintreten wird. Wer effektiv Fett abbauen und dabei die Muskelmasse bestmöglich erhalten möchte, muss also einen anderen Weg wählen: Die Low Carb Ernährung.
Gewöhnt sich das Gehirn an Fett (genauer gesagt Ketone) als Energiequelle, so nutzt es die Energie aus den Fettdepots zur Versorgung und wird daher die Muskelmasse verschonen. Die hart erarbeitete Muskula-

tur bleibt erhalten, die Fettdepots schmelzen, alle sind zufrieden. Besonders positiv ist nun auch, dass nicht mehr so häufig Nahrung von außen zugeführt werden muss, da das Gehirn den konstanten Energiestrom auch aus den körpereigenen (Fett-)Speichern beziehen kann. Folgerichtig gibt es weniger Schwankungen des Energieniveaus und somit auch weniger Löcher – Nachmittagstief adé.

7.4.5 Anpassungsphase

In den knapp 3 Wochen der Anpassungsphase sollten nicht mehr als 50g Kohlenhydrate täglich verzehrt werden, um eine schnelle Anpassung zu ermöglichen. Die Kohlenhydrate sollten primär aus Gemüse und sekundär aus Obst, besonders das energiearme und nährstoffreiche Beerenobst, stammen. Dabei solltest Du aber nicht vergessen, im Gegenzug auch die Fettzufuhr zu erhöhen, um nicht zu stark ins Kaloriendefizit zu rutschen. Fettreiche, naturbelassene Lebensmittel sollten also verstärkt auf dem Speiseplan stehen. Das zum Abnehmen notwendige Kaloriendefizit spielt in dieser Phase noch keine allzu große Rolle. Es geht zunächst nur um die Anpassung an eine kohlenhydratarme Ernährung, nicht um den Fettabbau. Der kommt in der nächsten Phase zum Tragen. Iss dich satt und wenn Du dabei trotzdem im Kaloriendefizit bist, dann freue dich darüber, aber mache das Defizit nicht zum Hauptziel.

Supplementation

Die Nahrungsergänzungsempfehlung meinerseits bleibt die gleiche wie schon in der vorangegangenen Phase, d.h. Whey-Protein vor und nach dem Workout, Creatin Monohydrat nach dem Workout und Fischöl für Menschen mit zu geringem Fischkonsum sowie in den Wintermonaten Vitamin D zum Frühstück und Abendessen.

Fatburner

Viele Athleten wollen ihren Fettabbau durch die Verwendung eines Fatburners beschleunigen. Ich bin da sehr skeptisch, denn es darf bezweifelt werden, dass legale Fatburner wirklich nennenswerte Auswirkungen auf den Fettabbau haben. Es mag einige Produkte geben, die durch einen großen Wirkstoffverbund eine gewisse Wirkung erzielen, beispielsweise die Erhöhung der Körpertemperatur und damit des Energieverbrauchs. Diese Produkte sind allerdings auch vollgestopft mit Chemie und das ist etwas, das ich nicht empfehlen kann und möchte. Langfristige Auswirkungen sind nicht vorhersehbar. Du kannst natürlich gerne diverse Fatburner ausprobieren und dir dein eigenes Bild von ihrer Wirksamkeit machen. Empfehlungen möchte ich hier aber nicht aussprechen, da eine Wirksamkeit der gängigen Fatburner nicht bewiesen – und vermutlich auch nicht vorhanden – ist.

Dein Supplementationsplan in Phase II auf einem Blick

Zum Frühstück	(bei zu geringem Fischkonsum) 0,5-1,5g Omega-3-Fettsäuren aus Fischöl, (im Winter) ca. 1000 IE Vitamin D
15-30 Minuten vor dem Workout	30g Whey Protein
Direkt nach dem Workout	30g Whey Protein, (für fortgeschrittene Sportler) 3-5g Creatin Monohydrat
Zum Abendessen	(bei zu geringem Fischkonsum) 0,5-1,5g Omega-3-Fettsäuren aus Fischöl, (im Winter) ca. 1000 IE Vitamin D

7.5 Wichtige Erkenntnisse

- Der Körper benötigt zur optimalen Funktion zahlreiche Mikronährstoffe. Daher sollte jede Mahlzeit verschiedene Sorten Gemüse und/oder Obst enthalten (primär Gemüse)
- Eiweiße sind die Bausteine der Muskeln und liefern darüber hinaus effektiv wenig Kalorien bei gleichzeitig großer Sättigung – jede zugeführte Mahlzeit sollte hochwertige Eiweiße (Fleisch, Fisch, Eier, Milchprodukte) enthalten
- Fette sind die natürlichsten Energielieferanten des Menschen und zum Überleben essentiell
- Kohlenhydrate sind bei intensiven Belastungen primärer Energielieferant, weshalb sie besonders vor und nach dem Workout sinnvoll sind
- Eine kohlenhydratreiche Ernährung ist zum Fettabbau ungeeignet, weil dabei vergleichsweise viel Muskelmasse abgebaut wird und zudem der Heißhunger für Demotivation sorgt
- Eine kohlenhydratarme Ernährung ist die beste Möglichkeit, um Fett effektiv abbauen und die Muskelmasse bestmöglich erhalten zu können.
- Infolge der in der westlichen Welt verbreiteten kohlenhydratreichen Ernährung ist eine Anpassungsphase notwendig, in der über einem Zeitraum von ca. 3 Wochen weniger als 50g Kohlenhydrate täglich zugeführt werden und temporäre Symptome wie Müdigkeit, Leistungsabfall und Demotivation auftreten können.

8 Phase III: Hochintensiver Fettabbau (42 Tage)

Nach der Anpassung an eine Low Carb Ernährung kann nun der Fettabbau richtig in Gang gesetzt werden. Ab sofort wird daher auch Cardio auf dem Plan stehen, allerdings nur als Ergänzung zum Gewichtstraining und nicht als Ersatz. Der größte Fehler, den viele Menschen beim Abnehmen machen, ist der Verzicht auf Krafttraining, denn dadurch geht Muskelmasse verloren – auch bei einer Low Carb Ernährung. Die Muskeln werden dann nicht deshalb abgebaut, weil sie als Treibstoff genutzt werden müssen, sondern weil Muskelmasse aktives Gewebe ist, **welches den *Grundumsatz* und damit den Energieverbrauch erhöht**. Da der Körper ohne regelmäßiges Krafttraining keine Verwendung für große Mengen Muskelmasse hat, baut er sie ab, um Energie einzusparen. Abgesehen davon, dass Krafttraining dem Muskelabbau entgegen wirkt, beschleunigt es auch stark den Stoffwechsel und damit den täglichen Energieverbrauch – dieses Phänomen heißt Nachbrenneffekt und ist eine Schlüsselkomponente beim Abnehmen. Effektives Abnehmen setzt sich daher stets aus einer Kombination aus Krafttraining, einer angepassten Ernährung und bei Bedarf Cardio zusammen.

	Mo	Di	Mi	Do	Fr	Sa	So
Woche 1							
morgens	HIIT	HIIT	HIIT	HIIT	HIIT	Pause	Pause
abends	WO A	Pause	WO B	Pause	WO A	Pause	Pause
Woche 2							
morgens	HIIT	HIIT	HIIT	HIIT	HIIT	Pause	Pause
abends	WO B	Pause	WO A	Pause	WO B	Pause	Pause
Woche 3							
morgens	HIIT	HIIT	HIIT	HIIT	HIIT	Pause	Pause
abends	WO A	Pause	WO B	Pause	WO A	Pause	Pause
Woche 4							
morgens	HIIT	HIIT	HIIT	HIIT	HIIT	Pause	Pause
abends	WO B	Pause	WO A	Pause	WO B	Pause	Pause
Woche 5							
morgens	HIIT	HIIT	HIIT	HIIT	HIIT	Pause	Pause
abends	WO A	Pause	WO B	Pause	WO A	Pause	Pause
Woche 6							
morgens	HIIT	HIIT	HIIT	HIIT	HIIT	Pause	Pause
abends	WO B	Pause	WO A	Pause	WO B	Pause	Pause

Das Cardio wird nicht klassisch in Form von Dauerläufen, sondern im HIIT-Stil ausgeführt. Was sich dahinter verbirgt und warum es wesentlich effektiver als die klassische Methode ist, klären wir später.

Wenn es dir lieber ist, das Gewichtstraining morgens und HIIT abends zu machen, kannst Du das problemlos tauschen. Wichtig ist nur, dass HIIT und Gewichttraining jeweils entweder immer morgens oder immer abends ausgeführt werden.

Das Training wird sehr anstrengend und kräftezehrend sein, daher ist Phase III lediglich auf insgesamt 6 Wochen ausgelegt, um Überlastungen zu vermeiden. Solltest Du dich dennoch stark ausgelaugt fühlen, so kannst Du an einzelnen Tagen auf das HIIT verzichten.

8.1 Gewichtstraining

Workout A

Übung	Sätze	Wiederholungen	Pause
Kniebeugen	3	5-8	120 sek
Bankdrücken ODER Klassisches Drücken	3	5-8	120 sek
Vorgebeugtes Lang-hantelrudern	3	5-8	120 sek
Ergänzungstraining (10 min)			

Workout B

Übung	Sätze	Wiederholungen	Pause
Kreuzheben	3	5-8	120 sek
Dips	3	5-8	120 sek
Klimmzüge (breiter Obergriff)	3	5-8	120 sek
Ergänzungstraining (10 min)			

Die Gewichtseinheiten werden abermals sehr simpel gehalten und setzen wie alle guten Programme auf die absoluten Grundübungen. Zum Einsatz kommen dabei lediglich schwere Gewichte bei niedrigen Wiederholungszahlen, damit auch die größten Muskelfasern aktiviert werden mit der Folge, dass der Stoffwechsel stärker beschleunigt und Muskelabbau effektiv vorgebeugt wird.

8.2 Cardio

Hinter HIIT verbirgt sich hochintensives Intervalltraining, welches, wie der Name schon hergibt, wesentlich intensiver, dafür aber auch zeitsparender und effektiver ist als die herkömmliche Dauermethode.

Das Problem beim gängigen Cardio

Unter der Dauermethode versteht sich die Ausübung einer Aktivität über einen längeren Zeitraum mit gleichbleibender, niedriger Intensität – klassisches Joggen wäre ein Beispiel. Das Problem ist, dass durch diese Trainingsform primär die Bewegung optimiert wird. Eine Bewegungsoptimierung geschieht beispielsweise über die Anpassung der Muskelanteile – für langanhaltende, niedrigintensive Belastungen werden die *kleinen*, langsam-zuckenden Muskelfasern benötigt. Dafür werden im Gegenzug die *großen*, schnell-zuckenden Fasern abgebaut. Diese Taktik baut also sichtbare Muskelmasse ab, was es natürlich aus ästhetischen und energetischen (Stichwort Grundumsatz) Gründen zu vermeiden gilt. Zudem wird aufgrund der niedrigen Intensität kein Nachbrenneffekt erzeugt, das heißt der Kalorienverbrauch wird nicht nachhaltig erhöht. Darüber hinaus sorgt diese Trainingsmethode für einen Anstieg des Kortisolspiegels, was im Gegenzug zu einer Reduzierung des Testosteronspiegels führt – ebenfalls schlecht für den Fettabbau. Nicht zuletzt erhöht sich dabei auch der Hunger enorm, was dazu führt, dass die beim Training verbrauchten Kalorien zu einem großen Teil schnell wieder zugeführt werden. Alles in allem ist der klassische Weg also alles andere als optimal, was sich auch daran erkennen lässt, dass normale Dauerläufer nicht wirklich richtig schlank sind.

Die Lösung: HIIT

All diese Probleme behebt das hochintensive Intervalltraining und spart dabei auch noch Zeit. Eine HIIT-Einheit dauert niemals länger als 20 Minuten, denn dann wäre die Intensität zu niedrig. Eine der effektivsten Intervallformen ist das so genannte Tabata-Intervall, welches 8 Durchgänge von je 20 Sekunden Training mit voller Intensität und 10 Sekunden Pause aneinanderreiht – die Gesamttrainingszeit beträgt dabei gerade einmal 4 Minuten! In dieser kurzen Zeit kann bereits ein enormer Nachbrenneffekt erzeugt werden, so dass sich die Stoffwechselaktivität 24-48h lang erhöht und somit der Energieverbrauch steigt.

Die Intervalle können im Prinzip frei gewählt werden, so dass viel Abwechslung und keine Langeweile entstehen sollte. Du kannst beispielsweise 30 Sekunden lang mit hoher Intensität trainieren gefolgt von 30 Sekunden niedriger Intensität für 8-10 Minuten insgesamt. Wichtig ist nur zu beachten, dass Intensität im Vordergrund steht. Die maximale Trainingszeit von 20 Minuten sollte nicht überschritten werden – ich empfehle sogar alle Einheiten auf höchstens 10 Minuten zu beschränken.
HIIT kann auf sehr viele Aktivitäten angewendet werden. Seilspringen, Schattenboxen, Burpees, Joggen, Schwimmen, Fahrradfahren, Inlineskaten – was auch immer im Rahmen des Möglichen liegt und dir Freude bereitet.
Die effektivste Aktivität ist meiner Meinung nach allerdings das Schwimmen, denn Wasser leitet Wärme besser als Luft und entzieht dem Körper daher mehr Wärme. Den Wärmeverlust muss der Körper ausgleichen, um die Körpertemperatur zu erhalten. Da Wärme nichts anderes als Energie ist, bedeutet das einen erhöhten Energieverbrauch. Schwimmen sollte also nach Möglichkeit ganz oben bei den HIIT-Aktivitäten stehen.

Zeitmessung

Um die Intervalle zeitlich einzuhalten, empfiehlt sich ein entsprechender Intervalltimer. Den gibt es für 15-20 Euro (beispielsweise Gymboss) zu kaufen. Er kann davon abgesehen auch generell zur Einhaltung der Pausenzeiten bei allen Workouts genutzt werden.

Optimale Trainingszeit

Das HIIT sollte idealerweise *vor* dem Frühstück, aber nicht auf gänzlich leerem Magen durchgeführt werden. Denn einerseits trainiert es sich auf vollem Magen nicht gut, weil der Körper mit der Verdauung beschäftigt ist, und andererseits besteht die Gefahr, dass Muskelmasse verheizt wird, wenn Du auf leerem Magen trainierst. Vor dem HIIT eine Banane zu essen und 5-10g *BCAAs* (dazu im Ernährungsteil mehr) zuzuführen schafft hier Abhilfe.

Solltest Du übrigens das Gewichtstraining morgens absolvieren wollen, so empfehle davor ich zusätzlich zur Banane und Anstelle der BCAAs einen 30g Whey-Protein Shake mit möglichst hohem Isolat-Anteil (leichtere Verdauung) – vor dem HIIT aber wie gehabt lediglich eine Banane mit 5-10g BCAAs (gilt auch bei HIIT am Abend).

8.3 Einen Gang zulegen

Wer sich diese Phase härter machen will, kann zunächst am Samstag oder Sonntag eine zusätzliche HIIT-Session einfügen. Darüber hinaus können die Krafteinheiten auch fordernder gestaltet werden, indem die schweren Grundübungen mit plyometrischen (also leichten, explosiven) Übungen zu Supersätzen kombiniert. Die angepassten Workouts sähen dann beispielsweise folgendermaßen aus:

Workout A

Übung	Sätze	Wiederholungen	Pause
Kniebeugen	3	5-8	0
Sprungkniebeugen	3	10-15	120 sek
Bankdrücken ODER Klassisches Drücken	3	5-8	0
Sprungliegestütze	3	10-15	120 sek
Vorgebeugtes Lang-hantelrudern	3	5-8	0
Umgekehrtes Körper-gewichtsrudern	3	10-15	120 sek
Ergänzungstraining (10 min)			

Workout B

Übung	Sätze	Wiederholungen	Pause
Kreuzheben	3	5-8	0
Kettlebell-Swings	3	10-15	120 sek
Dips	3	5-8	0
Sprungliegestütze	3	10-15	120 sek
Klimmzüge (breit)	3	5-8	0
Umgekehrtes Körper-gewichtsrudern	3	10-15	120 sek
Ergänzungstraining (10 min)			

8.4 Einen Gang runterschalten

Um die dritte Phase leichter zu gestalten, muss bei den HIIT-Einheiten angesetzt werden. Wer noch wenig Ausdauer hat, wird möglicherweise mit 5 HIIT-Sessions pro Woche überfordert sein. In diesem Fall kann die Anzahl der HIIT-Sessions auf 2 oder 3 reduziert werden. Zudem können die weggelassenen Einheiten mit gewöhnlichen Dauerläufen ersetzt werden. Sie belasten das Zentralnervensystem weniger stark und können daher trotz vorangegangener Kritik eine Alternative sein, um eine gewisse Grundlagenausdauer aufzubauen.

Das folgende Schaubild ist nach aufsteigender Intensität geordnet, sodass Du deine Ausdauer progressiv verbessern kannst, indem Du dich stufenweise der rechten Seite näherst.

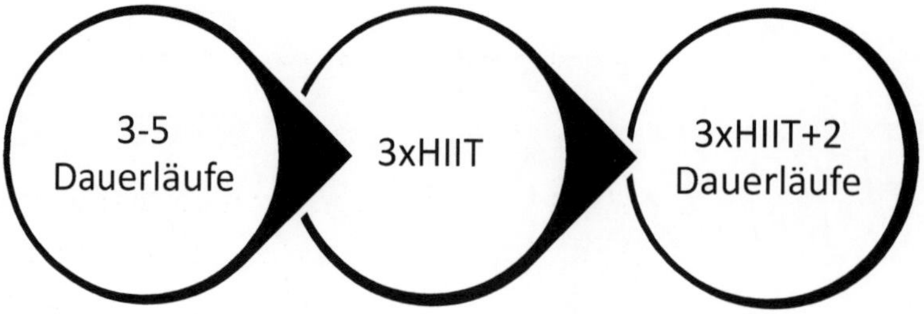

Im letzten Schritt kannst Du dann zum normalen Programm mit 5 HIIT-Einheiten übergehen.

8.5 Ernährung

Ernährungstechnisch ändert sich nach der zweiten Phase nicht viel, außer dass die Kohlenhydratzufuhr etwas erhöht werden sollte, um besser von den Workouts regenerieren zu können. Wer hart trainiert, muss auch entsprechend Kohlenhydrate verzehren, um eine gewisse Trainingsfrequenz beibehalten zu können. Ganz besonders wichtig sind dabei die Zeiten nach den jeweiligen Trainingseinheiten – speziell nach den Gewichtsworkouts. Da in dieser Phase das Ziel der Fettabbau ist, sollten die zugeführten Kohlenhydrate möglichst komplex sein. Optimal sind Süßkartoffeln, Haferflocken, Quinoa, Wildreis und Brauner Reis. Einzig *direkt* nach dem Gewichtstraining und vor der morgendlichen Einheit können auch weniger komplexe Kohlenhydrate aus nährstoffreichen Quellen verzehrt werden – Bananen sind hier ideal. Ein ganz wichtiger Punkt ist natürlich auch darauf zu achten, ein Kaloriendefizit zu erzeugen, um Fett abbauen zu können.

Aber woher weiß man eigentlich, ob man sich gerade in einem Kaloriendefizit befindet?

Einerseits durch regelmäßiges Wiegen und andererseits durch den Blick in den Spiegel. Es ist sehr wichtig, beide Aspekte zu kombinieren. Viele Sportler fokussieren sich ausschließlich auf die Waage und wundern sich, warum dort nicht allzu viel geschieht. Die Waage kann lügen. Muskelmasse besitzt eine höhere Dichte als Fett, wer also Fett abbaut und trotzdem ganz leicht Muskelmasse aufbaut, dessen Körpergewicht mag sich nicht allzu sehr zu verändern. Was sich ändert ist seine Körperkomposition und die lässt sich im Spiegel erkennen. Da beim Blick in den Spiegel mitunter Wahrnehmungsverzerrungen entstehen, empfiehlt sich zudem die Aufnahme eines Fotos, denn Fotos lügen nicht.

Ich empfehle dir einmal pro Woche konstant zur gleichen Zeit, idealerweise direkt nach dem Aufstehen, das Körpergewicht mit einer Waage zu ermitteln und gleichzeitig ein Foto zu machen. Daraus lässt sich erkennen, ob der Fettabbau voranschreitet und mit der Zeit wirst Du ein Gefühl dafür bekommen, wie viel Energie Du benötigst, um nachhaltig abzunehmen.

Was kann man tun, um Kalorien zu reduzieren und nachhaltig abzunehmen?

Um Kalorien zu reduzieren ist es *generell* eine gute Strategie, die Kohlenhydrataufnahme etwas zu verringern und im Gegenzug die Protein- und Gemüsezufuhr zu erhöhen. Da Du in Phase II allerdings ohnehin schon wenig Kohlenhydrate zu dir genommen hast, müssen in Phase III zunächst die Fette reduziert und die Kohlenhydrate etwas erhöht werden. Stellt sich kein Gewichtsverlust ein, so kannst Du entweder Kohlenhydrate oder Fette (oder beides reduzieren) und wie bereits erwähnt mit Proteinen und Gemüse ersetzen.

In der Theorie können wir uns lange damit beschäftigen, was zuerst reduziert werden sollte – Kohlenhydrate oder Fette. Praktisch gesehen ist das aber kein Problem und Du kannst es rein intuitiv regulieren. Du weißt bereits, dass eine niedrige Kohlenhydratzufuhr dafür geeignet ist, schnell Fett abzubauen. Andererseits weißt Du auch, dass eine gewisse Menge an Kohlenhydrate notwendig sind, um häufig und hart trainieren zu können. Kurz: Es ist ein Drahtseilakt, den Du mit der Zeit ganz von allein meistern wirst. Allzu viel kann hierbei auch nicht falsch gemacht werden, also häng dich lieber nicht an einer solchen Kleinigkeit auf. Die richtige Balance kommt mit der Zeit, daher ist es abermals von großer Wichtigkeit, nicht die Geduld zu verlieren.

Der Umgang mit unserem genetischen Erbe

Zum Fettabbau ist, wie bereits gesagt, ein Kaloriendefizit die Grundvoraussetzung - allerdings ist das nur die halbe Miete. [Kleine Wiederholung:] Das Problem ist nämlich, dass unser Körper gar nicht so wild darauf ist, Fett abzubauen, denn die Evolution hat ihn dahingehend geprägt, dass er Energie für schlechte Zeiten speichern will. Heutzutage benötigen wir allerdings keinen großen körpereigenen Energiespeicher, denn wir haben Supermärkte und können uns Nahrung einfach kaufen. Es gibt zwei wichtige Punkte, um die körperliche Programmierung auf den Erhalt der Fettdepots zu umgehen.

Erstens sollte möglichst regelmäßig gegessen werden, denn dann signalisieren wir dem Körper, dass keine unerwarteten Hungersnöte auftreten und er somit auf einen Großteil seiner gespeicherten Energie verzichten kann.

Zweitens ist es wichtig, die Kalorienzufuhr ab und an deutlich zu erhöhen. Denn ein dauerhaftes Kaloriendefizit sorgt lediglich dafür, dass der Körper seine Stoffwechselaktivitäten herunterfährt und somit den Energieverbrauch verringert. Um dem vorzubeugen und den Fettabbau am Laufen zu halten, sollte wöchentlich ein sogenannter *Refeed-Day*, also ein Tag, an dem die Kalorienzufuhr merklich erhöht wird, eingelegt werden.

8.5.1 Der Refeed-Day

Ich persönlich halte den Refeed-Day für eine sehr wichtige Komponente, um sowohl schnell als auch nachhaltig abzunehmen. Viele übergewichtige Menschen beschweren sich darüber, dass sie doch schon so wenig essen und andere viel mehr essen können, ohne dabei zuzunehmen. Oftmals ist es auch tatsächlich so – es liegt einfach daran, dass ihr Stoffwechsel langsam und der Anteil an Muskelmasse gering ist. In der Regel lässt sich das darauf zurückführen, dass eine Crash-Diät, die eine extrem radikale Kalorienreduktion beinhaltete, durchgeführt und dadurch der Stoffwechsel stark verlangsamt wurde. Bei einer solchen Crash-Diät werden Muskeln abgebaut, was den Energieverbrauch verringert. Um weiter abzunehmen, müssen dann wieder die Kalorien reduziert werden und so entsteht ein Teufelskreislauf an dessen Ende neben Depression auch Gewichtszunahme steht – wenn nämlich die Kalorienzufuhr nach einer gewissen Zeit wieder normalisiert wird, haben sich der Grundumsatz und die Stoffwechselaktivität bereits deutlich verringert und der Körper hat gelernt, Nahrungsenergie besser zu verwerten, sodass er nun besonders effektiv speichern, also Fett aufbauen, kann. Der berühmte *Jojo-Effekt* lässt grüßen. Daher ist es sehr wichtig, einerseits die Kalorien nicht zu stark zu reduzieren und andererseits wöchentlich einen Refeed-Day einzulegen, um den Stoffwechsel hochzuhalten.

Beim Refeed-Day gibt es nicht allzu viele Regeln. In erster Linie geht es darum, die Kalorienzufuhr zu erhöhen. Es hat sich allerdings auch gezeigt, dass speziell die Erhöhung der Kohlenhydrate an diesem Tag positive Auswirkungen auf den Fettabbau, Muskelerhalt und Leistung hat. Am Refeed-Day darf ausnahmsweise auch *eine* Schummelmahlzeit erfolgen – ohne schlechtes Gewissen, denn an diesem einen Tag nützt sie mehr als dass sie schadet.

Supplementation

Die Supplementationsempfehlung meinerseits bleibt für Phase III weitestgehend gleich, wird aber noch um eine weitere Komponente erweitert.

BCAAs

BCAAs sind verzweigtkettige Aminosäuren (Branched Chain Amino Acids), die für Kraftsportler einen ganz besonderen Stellenwert einnehmen. Hinter den verzweigtkettigen Aminosäuren stecken die drei essentiellen Aminosäuren Leucin, Isoleucin und Valin. Diese drei sind deshalb besonders, weil sie als einzige Aminosäuren direkt zu den Muskeln gelangen können und nicht erst den Umweg über die Leber nehmen müssen.

Zudem machen die BCAAs rund 35% des Muskeleiweißes aus. Speziell Leucin hat sehr positive Auswirkungen auf den Muskelaufbau, so kurbelt es unter anderem die Eiweißsynthese an.

Alles in allem zählen BCAAs für mich zu den sinnvollsten Ergänzungen überhaupt, auch weil es keine bekannten negativen Nebenwirkungen gibt.

Um die Muskeln zu schützen empfehle ich die Einnahme von 5-10g BCAAs vor der HIIT Einheit. Wer darüber hinausgehen möchte, kann

weitere 5-10g während oder nach dem Gewichtsworkout nehmen, was aber nur bei wirklich intensiven Trainingsplänen Sinn macht, da das davor und danach Whey Protein ohnehin bereits reich an BCAAs ist.
Der Supplementationsplan für Phase III ist in den nun folgenden Beispielplänen verarbeitet.

8.5.2 Beispielpläne

Um die vorangegangenen Richtlinien und Empfehlungen zu veranschaulichen, habe ich Beispielpläne zum Fettabbau aufgelistet. Sie können und sollten individuell entsprechend der erklärten Richtlinien dieses Kapitels angepasst werden. Es müssen beispielsweise nicht zwangsläufig so viele Mahlzeiten zu sich genommen werden und es muss schon gar nicht spartanisch genau auf die Uhrzeit geachtet werden. **Entscheidend sind ein Kaloriendefizit und eine über den Tag verteilte ausreichende Nährstoffzufuhr.**

Trainingstag

Uhrzeit	Lebensmittel
07:00 Uhr	1 Banane, 5-10g BCAAs
07:10-07:20	HIIT
07:30 Uhr	Rumpsteak, gemischter Salat mit Nüssen, (im Winter) ca. 1000 IE Vitamin D
10:00 Uhr	Handvoll Beerenobst, Mandeln
13:00 Uhr	Lachs, Kaisergemüse
16:00 Uhr	Hähnchenbrust mit gemischtem Gemüse und Mandelmus
17:00 Uhr	30g Whey Protein
17:20 Uhr – 18:00 Uhr	(Training)
18:00 Uhr	1 Banane, 30 g Whey Protein, (für fortgeschrittene Sportler) 3-5g Creatin Monohydrat
19:00 Uhr	Süßkartoffeln mit Kabeljau und Brokkoli, (im Winter) ca. 1000 IE Vitamin D
22:00 Uhr	(wenn noch hungrig) Handvoll Nüsse

Pausentag

Uhrzeit	Lebensmittel
07:00 Uhr	Rührei mit Spinat, (im Winter) ca. 1000 IE Vitamin D, (für fortgeschrittene Sportler) 3-5g Creatin Monohydrat
10:00 Uhr	Gemischter Salat mit Nüssen, etwas Obst
13:00 Uhr	Putenbrustfilet mit gemischtem Gemüse und 1 Avocado
16:00 Uhr	Gemischter Salat mit Nüssen, etwas Obst
19:00 Uhr	Hähnchenbrustfilet mit gemischtem Gemüse und Mandelmus, (im Winter) ca. 1000 IE Vitamin D
22:00 Uhr	(wenn noch hungrig) Handvoll Nüsse

Refeed-Day

Uhrzeit	Lebensmittel
07:00 Uhr	Pancake aus Haferflocken und Eiern, dazu Beerenobst, (im Winter) ca. 1000 IE Vitamin D, (für fortgeschrittene Sportler) 3-5g Creatin Monohydrat
10:00 Uhr	Gemischter Salat mit vielen Nüssen, dazu Obst
13:00 Uhr	Süßkartoffeln, Seelachs, Rosenkohl
16:00 Uhr	Obstsalat, Nüsse, (im Winter) ca. 1000 IE Vitamin D
19:00 Uhr	Schummelmahlzeit
22:00 Uhr	Nüsse, etwas Obst

8.6 Wichtige Erkenntnisse

- Schwere Trainingsgewichte beschützen die Muskulatur und beschleunigen den Stoffwechsel – Krafttraining ist daher die Basis des Fettabbaus
- Langanhaltende, niedrigintensive Aktivitäten bauen die großen Muskelfasern ab, erzeugen keinen nennenswerten Nachbrenneffekt, senken den Testosteronspiegel und steigern den Hunger.
- Intensives Training, speziell hochintensives Intervall Training (HIIT) ist deutlich effektiver und zeitsparender
- Eine gute „Fettverbrennungseinheit" dauert niemals länger als 20 Minuten, idealerweise sogar maximal 10 Minuten.
- Training auf leerem Magen schadet der Muskelmasse, sodass vor einer morgendlichen Fettverbrennungseinheit wenigstens eine Banane und ein paar essentielle Aminosäuren sowie vor einer Gewichtseinheit am Morgen eine Banane mit einem Whey-Shake konsumiert werden sollten.
- Kohlenhydrate sollten bevorzugt nach dem Workout konsumiert werden.
- Bei einer Kalorienreduktion sollten generell zunächst langsam die Kohlenhydrate und bei einer sehr hohen Fettzufuhr auch sekundär die Fette reduziert und mit Proteinen sowie Gemüse ersetzt werden
- Kalorien werden idealerweise nach und nach statt abrupt reduziert, wobei das Kaloriendefizit nicht zu groß sein darf, um den Jojo-Effekt zu vermeiden.
- Um einer Verlangsamung des Stoffwechsels vorzubeugen, kann wöchentlich ein Refeed-Day eingelegt werden, an dem die Kalorienzufuhr, speziell die Kohlenhydratzufuhr, deutlich erhöht wird.

9 Phase IV: KKL Muskelaufbau (63 Tage)

Nach der Erhöhung der Regenerationsfähigkeit und dem Kraftaufbau in Phase I sowie die Anpassung an eine kohlenhydratarme Ernährung und der intensive Fettabbau in Phase II und III wird es nun in der vierten Phase Zeit, richtig Muskelmasse aufzubauen – das gelingt mit kaum einer anderen Strategie besser als mit Hochfrequenztraining (HFT).

HFT wird dir vielleicht unbekannt sein, da es gegen vieles verstößt, was Papierexperten und Geldgeier so in die Welt setzen, aber ich verspreche dir, es funktioniert! Viele Athleten glauben, Muskeln bräuchten wenigstens 48 Stunden Zeit zur Regeneration, doch das ist absoluter Unsinn. Der Körper braucht langfristig gesehen so viel Zeit wie wir ihm geben. Geben wir ihm stets nur 24 Stunden, so passt er sich daran an und regeneriert schneller. Das Prinzip dahinter heißt SAID – **S**pecific **A**daptation to **I**mposed **D**emands. Es besagt nichts anderes als dass sich der Körper an spezielle Reize anpasst, in unserem Fall mit einer beschleunigten Regeneration an eine erhöhte Trainingsfrequenz. Professionelle Gewichtheber und Turner trainieren mehrere Stunden täglich den ganzen Körper. So viel wollen wir Otto-Normal-Sportler natürlich nicht investieren, denn schließlich hat jeder von uns noch ein Leben abseits des Trainings. Doch verdeutlicht es, dass eine höhere Trainingsfrequenz keinesfalls den Muskelaufbau behindert oder gar zum Muskelabbau führt. Im Gegenteil: Die Erhöhung der Trainingsfrequenz wird bei korrekter Ernährung große Zuwächse an Muskelmasse und Kraft nach sich ziehen. Wie immer beim Krafttraining muss auch hier progressiv vorgegangen werden. Man kann nicht erwarten, von 0 auf 100 mehrmals täglich hart trainieren zu können. Das Volumen muss langsam erhöht werden, um dem Körper Zeit zur Adaption zu geben.

Phase IV ist so gestaltet, dass der zeitliche Aufwand trotz täglichem Training im Rahmen bleibt, da die Einheiten nicht sehr lang sind und ein großer Teil zu Hause absolviert werden kann. Dafür benötigst Du lediglich eine Klimmzugstange in deiner Wohnung oder in der näheren Umgebung.

Werfen wir zunächst einen Blick auf das Programm, um zu verstehen, worum es geht.

	Mo	Di	Mi	Do	Fr	Sa	So
			Woche 1				
morgens	KKL	KKL	KKL	KKL	KKL	KKL	KKL
abends	WO A	Pause	WO B	Pause	WO C	Pause	Pause
			Woche 2				
morgens	KKL	KKL	KKL	KKL	KKL	KKL	KKL
abends	WO D	Pause	WO E	Pause	WO F	Pause	Pause
			Woche 3				
morgens	KKL	KKL	KKL	KKL	KKL	KKL	KKL
abends	WO A	Pause	WO B	Pause	WO C	Pause	Pause
			Woche 4				
morgens	KKL	KKL	KKL	KKL	KKL	KKL	KKL
abends	WO D	Pause	WO E	Pause	WO F	Pause	Pause
			Woche 5				
morgens	KKL	KKL	KKL	KKL	KKL	KKL	KKL
abends	WO A	Pause	WO B	Pause	WO C	Pause	Pause
			Woche 6				
morgens	KKL	KKL	KKL	KKL	KKL	KKL	KKL
abends	WO D	Pause	WO E	Pause	WO F	Pause	Pause
			Woche 7				
morgens	KKL	KKL	KKL	KKL	KKL	KKL	KKL
abends	WO A	Pause	WO B	Pause	WO C	Pause	Pause
			Woche 8				
morgens	KKL	KKL	KKL	KKL	KKL	KKL	KKL
abends	WO D	Pause	WO E	Pause	WO F	Pause	Pause
			Woche 9				
morgens	Pause	Pause	Pause	Pause	Pause	Pause	Pause
abends	Pause	Pause	Pause	Pause	Pause	Pause	Pause

Phase IV besteht aus 8 Wochen Training gefolgt von einer vollständigen Woche Pause – also 9 Wochen insgesamt. Die 8 HFT-Wochen werden sehr große, sich zunehmend akkumulierende Wachstumsreize setzen, so dass dem Körper im Anschluss eine Woche zur Regeneration gegeben werden sollte, um das Potenzial des Programmes vollständig entfalten zu können. In dieser Woche werden die Muskeln erst richtig wachsen – sofern die Ernährungsempfehlungen eingehalten werden. Das HFT-Programm setzt sich aus Haupt- und Nebeneinheiten zusammen. Die Nebeneinheiten tragen den Namen KKL und werden später genauer erklärt. Zunächst sehen wir uns die Haupteinheiten an.

9.1 Die Haupteinheiten

Workout A

Übung	Sätze	Wiederholungen	Pause
Kniebeugen	5	5	Variabel
Klassisches Drücken	5	5	Variabel
Vorgebeugtes Langhantelrudern	5	5	Variabel
Ergänzungstraining (10 min)			

Dieses Workout besteht im Kern aus dem bereits bekannten 5x5-System. Die Sätze einschließlich der Gewichtssteigerung und Pausenzeiten werden genauso wie in Phase I durchgeführt.

Workout B

Übung	Sätze	Wiederholungen	Pause
Kreuzheben	3	8-12	120 sek
Dips	3	8-12	90 sek
Klimmzüge	3	8-12	90 sek
Ergänzungstraining (10 min)			

Workout C

Übung	Sätze	Wiederholungen	Pause
Frontkniebeugen	3	8-12	0
Ausfallschritte	3	15-20	90 sek
Bankdrücken	3	8-12	0
Liegestütze (normal)	3	15-20	90 sek
Vorgebeugtes Langhantelrudern	3	8-12	0
Umgekehrtes Körpergewichtsrudern	3	15-20	90 sek
Ergänzungstraining (10min)			

Workout D

Übung	Sätze	Wiederholungen	Pause
Kreuzheben	5	5	Variabel
Dips	5	5	Variabel
Klimmzüge	5	5	Variabel
Ergänzungstraining (10 min)			

Workout E

Übung	Sätze	Wiederholungen	Pause
Kniebeugen	3	8-12	120 sek
Klassisches Drücken	3	8-12	90 sek
Vorgebeugtes Langhantelrudern	3	8-12	90 sek
Ergänzungstraining (10min)			

Workout F

Übung	Sätze	Wiederholungen	Pause
Sumo-Kreuzheben	3	8-12	0
Ausfallschritte	3	15-20	90 sek
Bankdrücken	3	8-12	0
Liegestütze (breite Handstellung)	3	15-20	90 sek
T-Bar Rudern	3	8-12	0
Umgekehrtes Körper-gewichtsrudern	3	15-20	90 sek
Ergänzungstraining (10min)			

9.1.1 Die Feinheiten der Haupteinheiten

Im Laufe einer Woche steigen die insgesamt verrichteten Wiederholungszahlen pro Workout an und der Pump, also die Durchblutung der Muskeln, wird größer. Warum ist diese Vorgehensweise sinnvoll? Grundsätzlich gibt es zwei Möglichkeiten, Muskeln zum Wachsen zu bringen: mechanischer Stress und metabolischer Stress.

Unter dem mechanischen Stress versteht sich die Gewichtsbelastung. Je höher das bewegte Gewicht, desto größer der mechanische Stress. Zum Anfang der Woche ist der mechanische Stress in diesem Trainingsplan demzufolge am höchsten.

Der metabolische Stress ist die Belastung des Stoffwechsels, also des *„Metabolismus“*. Er kann beispielsweise durch eine höhere Wiederholungszahl und kürzere Pausen erhöht werden. Supersätze sind eine hervorragende Möglichkeit, den metabolischen Stress zu erhöhen.

Was ist für den Muskelaufbau effektiver, ein hoher mechanischer oder ein hoher metabolischer Stress?

Am besten funktioniert eine durchdachte Kombination aus beidem. Ein hoher mechanischer Stress spricht auch die größten Muskelfasern an und baut zudem effektiver Kraft auf, weshalb ein hoher mechanischer Stress erforderlich ist, um möglichst schnell größere Gewichte bewegen zu können. Allerdings stellt ein hoher mechanischer Stress auch große Anforderung an das Zentralnervensystem (ZNS), sodass längere Regenerationszeiten notwendig sind, um langfristig leistungsfähig bleiben zu können.
Der metabolische Stress belastet das Zentralnervensystem weniger stark, fördert die Durchblutung, trainiert damit die Regenerationsfähigkeit und sorgt zudem für eine starke Dehnung der „Faszien“, eine Art Mantel um die Muskelfasern. Die Dehnung der Faszien schafft Raum zum Wachstum für die Muskulatur.

Alles in allem ist es also ideal, mechanischen Stress und metabolischen Stress innerhalb einer Trainingswoche zu kombinieren. Deshalb sinkt der mechanische Stress im Verlauf der Woche bei gleichzeitigem Anstieg des metabolischen Stresses. Das sorgt dafür, dass die positiven Effekte von beiden zum Tragen kommen, was schlussendlich mit größeren Zuwächsen an Muskelmasse einhergeht.

9.2 Das Ergänzungsprogramm

Bisher haben wir einen normalen und effektiven Ganzkörpertrainingsplan. Doch geht es hier nicht um gute Erfolge, sondern um außergewöhnliche. Es geht darum, den Körper zu umfassenden Wachstum zu animieren. An dieser Stelle setzt das Ergänzungsprogramm ein. Der Name KKL steht für die darin vorkommenden Übungen in ihrer Reihenfolge:

- Klimmzüge
- Kniebeugen
- Liegestütze

Diese 3 klassischen Körpergewichtsübungen bilden das Ergänzungsprogramm.
Wie schon des Öfteren angesprochen steht und fällt der Fortschritt beim Krafttraining immer mit der Progression. Es geht darum, beim nächsten Mal mehr Arbeit zu verrichten als zuvor, sodass im Laufe der Zeit die verrichtete Arbeit erhöht werden sollte. Demnach wird auch das Ergänzungsprogramm progressiv gestaltet. Dies geschieht über die Wiederholungszahl und zwar wie folgt:

Beginne am ersten Tag von Phase IV mit 5 Klimmzügen, 15 Kniebeugen und 10 Liegestützen. Erhöhe die Wiederholungszahl jeder Übung mit jedem neuen Tag um eins. Am zweiten Tag sind es also 6 Klimmzüge, 16 Kniebeugen und 11 Liegestütze, am letzten Tag (nach 8 Wochen) 60 Klimmzüge, 70 Kniebeugen und 65 Liegestützen.

Alle Übungen werden ausschließlich mit dem Körpergewicht durchgeführt.
Seinen Ursprung hat dieses Programm bei Chad Waterbury, der es erfolgreich an seinen Klienten getestet hat. Ich habe es etwas verfeinert und in das spezielle Ganzkörperworkout integriert.

9.2.1 Die Feinheiten des Ergänzungsprogramms

Das KKL Programm sollte idealerweise morgens und mit einem Abstand von mindestens 6 Stunden zum Hauptprogramm absolviert werden. Du kannst das KKL Programm am besten gleich nach dem Aufstehen durchziehen. Sollte es keine andere Möglichkeit geben als morgens ins Studio zu gehen, um die Haupteinheiten zu absolvieren, so kann das KKL Programm natürlich auch auf den Abend verschoben werden.

Wiederholungsaufteilung

Irgendwann kommt der Punkt, an dem Du die Wiederholungen nicht mehr in einem Satz schaffen wirst. In diesem Fall kannst Du sie aufteilen. 50 Klimmzüge könnten beispielsweise in 10 Sätzen à 5 Wiederholungen absolviert werden. Aber auch unregelmäßige Satzgrößen sind in

Ordnung. Wie Du letztlich auf die 50 Wiederholungen kommst, spielt keine Rolle, Hauptsache Du erreichst sie irgendwie – und idealerweise so schnell wie möglich. Die Pausen zwischen den Wiederholungen kannst Du intuitiv gestalten. Zerdenke die Sache nicht, sondern pausiere einfach so lange Du das Gefühl hast pausieren zu müssen (und nicht mehr).

Variation

Variiere beim KKL-Programm stets die Hand- und Fußpositionen, das heißt greife bei den Klimmzügen mal im engen Untergriff, mal im weiten Obergriff, mal im neutralen Griff und so weiter. Bei den Kniebeugen kann die Fußposition (der Fußabstand) variiert werden – die einbeinige Variante (beispielsweise bulgarische Split-Kniebeugen) kann hier ebenfalls zum Einsatz kommen. Dieses Prinzip nennt sich Variation im Kleinen und ist beim Krafttraining generell, speziell aber beim Hochfrequenztraining von großer Bedeutung.

Ich habe es bei den Grundlagen in Kapitel 3 bereits erklärt und möchte es zur Sicherheit an dieser Stelle nochmal wiederholen: Muskeln adaptieren an bestimmte Belastungen – dieses Prinzip sorgt letztlich dafür, dass überhaupt Muskelmasse aufgebaut wird. Sie wachsen, um den Belastungen künftig besser gerecht zu werden. Doch haben sie sich erst einmal angepasst, gibt es keine Notwendigkeit für weitere Veränderungen. Daher müssen Belastungsmuster verändert und Widerstände vergrößert werden, um kontinuierlich Fortschritte erzielen zu können. **Darüber hinaus sollten auch Gelenke, Sehnen und Bänder nicht immer wieder auf die gleiche Art und Weise belastet werden, um Überlastungen zu vermeiden.** Neben der großen Variation von Trainingsmethoden spielt daher auch die Variation im Kleinen eine wichtige Rolle. **Griff- und Fußpositionen können und sollten häufiger leicht variiert werden – beim Hochfrequenztraining sogar von Einheit zu Einheit.** Diese Variation im Kleinen solltest Du verinnerlichen und über die Pläne dieses Buches hinaus anwenden, denn sie sorgt nicht nur für bessere Zuwächse, sondern auch für ein geringeres Verletzungsrisiko.

9.3 Einen Gang zulegen

Um Phase IV schwieriger zu gestalten, kannst Du die Anzahl der Wiederholungen im KKL-Ergänzungsprogramm erhöhen. Beginne beispielsweise mit 15 Klimmzügen, 25 Kniebeugen und 20 Liegestützen und erhöhe dann die Anzahl jeden Tag um 1. Oder starte wie gehabt mit 5 Klimmzügen, 15 Kniebeugen und 10 Liegestützen und erhöhe die Wiederholungen mit jedem Tag um 2 – Achtung, dieses Volumen ist nur für wirklich fortgeschrittene Athleten geeignet.

Eine weitere Möglichkeit wäre die normale Progression kombiniert mit einem Maximal-Tag. Beispielsweise könntest Du jeden Sonntag einfach so viele Klimmzüge, Kniebeugen und Liegestütze wie möglich in einem bestimmten Zeitraum (z.B. jeweils 10 Minuten) machen. Erfahrenen Sportlern bietet das KKL-Programm viel Raum für spielerische Entfaltung.

9.4 Einen Gang runterschalten

Wer Phase IV einfacher gestalten möchte, kann zunächst die Wiederholungszahl im KKL-Ergänzungsprogramm reduzieren – 0 Klimmzüge, 10 Kniebeugen und 5 Liegestützen am ersten Tag bei täglicher Erhöhung der Wiederholungszahlen um 1. Zudem kann das Hauptprogramm vereinfacht werden. Folgendermaßen könnte die einfache Version der Haupteinheiten zum Beispiel aussehen:

Workout A

Übung	Sätze	Wiederholungen	Pause
Kniebeugen	5	5	Variabel
Klassisches Drücken	5	5	Variabel
Vorgebeugtes Langhantelrudern	5	5	Variabel
Ergänzungstraining (10 min)			

Workout B

Übung	Sätze	Wiederholungen	Pause
Kreuzheben	3	8-12	120 sek
Dips	3	8-12	90 sek
Klimmzüge	3	8-12	90 sek
Ergänzungstraining (10 min)			

Workout C

Übung	Sätze	Wiederholungen	Pause
Frontkniebeugen	3	15-20	60 sek
Bankdrücken	3	15-20	60 sek
Vorgebeugtes Langhantelrudern	3	15-20	60 sek
Ergänzungstraining (10 min)			

Workout D

Übung	Sätze	Wiederholungen	Pause
Kreuzheben	5	5	Variabel
Dips	5	5	Variabel
Klimmzüge	5	5	Variabel
Ergänzungstraining (10 min)			

Workout E

Übung	Sätze	Wiederholungen	Pause
Kniebeugen	3	8-12	120 sek
Klassisches Drücken	3	8-12	90 sek
Vorgebeugtes Langhantelrudern	3	8-12	90 sek
(Ergänzungstraining (10min)			

Workout F

Übung	Sätze	Wiederholungen	Pause
Sumo-Kreuzheben	3	15-20	60 sek
Bankdrücken	3	15-20	60 sek
T-Bar Rudern	3	15-20	60 sek
Ergänzungstraining (10 min)			

9.5 Ernährung für den Muskelaufbau

Wie bereits im vierten Kapitel beim Rebound-Effekt erklärt, wird zum effektiven Muskelaufbau zwingend ein Kalorienüberschuss benötigt. Aber stellt das nun einen Freifahrtschein für Fast-Food dar? Nein. Auch hier sollte die Ernährung naturbelassen und nährstoffreich gestaltet werden. Einerseits um die Gesundheit zu erhalten und andererseits um *möglichst wenig Fett* aufzubauen. Viele Athleten machen den Fehler, sich in der Massephase mit Kalorien aller Art vollzustopfen und bauen infolgedessen viel Fett auf. Das müssen sie dann auf mühselige Art und Weise wieder abbauen. Zudem führt ein langanhaltender Fettabbau auch zum Abbau von Muskelmasse. Alles in allem keine gute Rendite. Der Fettaufbau sollte also minimal gehalten werden, ohne dabei den Muskelaufbau großartig zu stören.

Maximaler Muskelaufbau bei minimalem Fettaufbau

Das wird vor allem durch Ausnutzung des bereits erklärten Rebound-Effekts, die Verwendung einer hohen Trainingsfrequenz und die Konzentration der Kohlenhydratzufuhr auf die Zeit um ein Workout herum (+- 2 Stunden) erreicht.

Zwei Stunden vor bis zwei Stunden nach dem Workout

Für Athleten nimmt die Zeit vor und nach dem Workout nämlich eine wichtige Rolle ein, denn beim Workout benötigt der Körper möglichst viel Energie und natürlich auch Eiweiße, um optimal arbeiten und aufbauen zu können. Direkt vor und nach dem Workout sollten daher einfache Kohlenhydrate und schnell verfügbare Eiweiße zugeführt werden. Etwa 2 Stunden vor und 2 Stunden nach dem Workout folgt idealerweise jeweils eine Mahlzeit mit komplexen Kohlenhydraten, hochwertigen Eiweißen und Gemüse.

Nährstoffzufuhr am restlichen Tag

Über dieses Zeitfenster hinaus ist die primäre Energiezufuhr aus Fett die beste Lösung, um in der Massephase möglichst wenig Fett aufzubauen. Alle Mahlzeiten sollten zudem Eiweiße und von der Zeit direkt vor und nach den Workouts abgesehen Gemüse enthalten, um den Körper mit wichtigen Nährstoffen für den Muskelaufbau und die Stärkung des Immunsystems zu versorgen – eine zu geringe Eiweiß- und/oder Gemüsezufuhr ist übrigens auch eine beliebte Fehlerquelle in der Massephase.

Die Mahlzeitenfrequenz

Beim Muskelaufbau bietet sich eine besonders hohe Mahlzeitenfrequenz an, um genügend Energie und Nährstoffe zuführen zu können, ohne sich in einer Mahlzeit komplett zu überfressen. Die hohe Mahlzeitenfrequenz habe ich schon in Phase I empfohlen, doch kommt ihr nun eine noch wichtigere Bedeutung bei, da es jetzt um maximalen Muskelaufbau geht – und der erfordert nun mal viel Energie. Im Internet wird speziell in Foren immer wieder ein geringer Kalorienüberschuss empfohlen, aber das ist aus meiner Sicht eher verschenktes Potenzial. Mit einem geringen Überschuss können niemals außergewöhnliche Erfolge erzielt werden! Im Ernst, um wirklich schnell Muskeln aufzubauen musst Du einfach verdammt viel essen, auch wenn es vielleicht keinen Spaß macht. Das ist auch der Grund, warum Du unbedingt die in diesem Kapitel gegebenen Ratschläge zur Ernährung umsetzen solltest, denn sie sorgen in ihrer Summe dafür, dass das Muskelaufbau zu Fettaufbau Verhältnis möglichst groß ist, also viel Muskeln bei wenig Fett aufgebaut werden.

Bei einem hohen Kalorienüberschuss kann man viel falsch machen und allzu leicht viel Fett aufbauen – daher ist der Rat zu einem geringen Überschuss nicht ganz unbegründet. Wenn Du dich allerdings an meine Ratschläge hältst, den Trainingsplan befolgst und vor allem den Rebound-Effekt ausnutzt, kannst Du ein sehr rentables Verhältnis von Muskelaufbau und Fettaufbau erzielen – auch wenn es hierbei sicherlich genetische Unterschiede gibt. Wer schon einmal wirklich übergewichtig war, neigt dazu schneller Fett aufzubauen. Solltest Du zu diesen Menschen gehören und nachdem Du es ausprobierst hast (!) merken, dass Du bei einem hohen Kalorienüberschuss trotz der Umsetzung meiner Ratschläge viel Fett aufbaust, empfehle ich dir, lieber einen kleineren Kalorienüberschuss zu nutzen.

Hierbei ist dann einiges an Beobachtungsgabe gefragt, denn es ist schwer abzuwägen, wann man sich überhaupt in einem Überschuss befindet und Kalorienrechner können dabei nicht wirklich helfen. Daher gilt es bei einem angepeilten geringen Überschuss abermals Spiegelbild und Körpergewicht zu beobachten. Stellt sich nach zwei Wochen keine Gewichtszunahme ein, sollte die Kalorienzufuhr erhöht werden. Zeigt der Spiegel bzw. das Foto eine deutliche Zunahme des Körperfetts, sollte die Kalorienzufuhr etwas verringert werden.

Zusammenfassende Richtlinien

- Konzentriere die Kohlenhydratzufuhr auf die Zeit um die Workouts herum (etwa 2 Stunden vor bis 2 Stunden nach dem Training)
- Nimm schnell verfügbare Eiweiße und Energie (einfache Kohlenhydrate aus Obst, idealerweise Bananen) direkt vor und nach dem Workout zu dir
- Nimm etwa 2 Stunden vor und nach dem Workout jeweils eine Mahlzeit mit komplexen Kohlenhydraten, hochwertigen Eiweißen und Gemüse zu dir
- Setze außerhalb dieses Zeitraumes sowie an Pausentagen verstärkt auf Fette als Energielieferanten

- Füge außerhalb des Workoutfensters *jeder* Mahlzeit Eiweiße und Gemüse hinzu
- Iss mindestens alle 2-3 Stunden, um eine konstant hohe Nährstoff- und ausreichende Energieversorgung zu gewährleisten – eine hohe Energiezufuhr bzw. ein Kalorienüberschuss ist unabdinglich für *effektiven* Muskelaufbau!

Supplementation

Die Supplementationsempfehlungen von Phase III bleiben bestehen, werden allerdings um zwei weitere Komponenten erweitert.

L-Glutamin

Eine der wichtigsten Aminosäuren im Körper ist L-Glutamin. Es besitzt den größten Anteil im körpereigenen Aminosäurepool und rund 60% am Muskeleiweiß. Das in den Muskeln enthaltene Eiweiß besteht also zu über der Hälfte aus einer einzigen Aminosäure!
L-Glutamin kann vom Körper selbst hergestellt werden, sodass es zunächst keine essentielle Aminosäure ist. Allerdings wird es auch nahezu überall im Körper gebraucht. Beispielsweise dient L-Glutamin als Treibstoff für Abwehrzellen und daher der Stärkung des Immunsystems. Wird nun intensiv trainiert, so werden die Muskelzellen attackiert. Das ist etwas, das Du verinnerlichen musst: **Beim Workout selbst wird Muskelmasse eher beschädigt als aufgebaut.** In der Folge müssen die Muskeln repariert werden. Um die Schäden beim nächsten Mal geringer zu halten und besser gewappnet zu sein, legt der Körper im Zuge der Regeneration im Idealfall noch etwas Muskelmasse drauf.
Nun wird allerdings zur Reparation der Muskeln und dem drauffolgenden Aufbau von Muskelmasse eine Menge L-Glutamin benötigt. Mitunter kann diese Menge deutlich größer sein als die vom Körper produzierte. Wer nun nicht genügend L-Glutamin über die Nahrung zuführt, riskiert, dass die Abwehrzellen nicht genügend Glutamin bekommen und folgerichtig das Immunsystem geschwächt wird – mal abgesehen von der Behinderung des Muskelaufbaus. Daher ist eine ergänzende Zufuhr von L-Glutamin bei intensiven Trainingsprogrammen (speziell beim Muskelaufbau) durchaus sinnvoll.
Ich empfehle eine Zufuhr von 10g L-Glutamin nach dem Workout, um

einem Mangel an dieser überaus wichtigen Aminosäure vorzubeugen. *Bei einer hohen Eiweißzufuhr* kann allerdings auch auf eine ergänzende Zufuhr von L-Glutamin verzichtet werden – die Ergänzung ist eher als Sicherheit gedacht.

Beta-Alanin

Eine weitere Möglichkeit, die Leistung mittels Supplemente zu steigern, ist die Zufuhr von Beta-Alanin.
Beta-Alanin selbst hat nicht wirklich direkte positive Auswirkungen auf die Leistungsfähigkeit und den Muskelaufbau. Die positiven Effekte stammen nämlich von Carnosin. Dieses Carnosin wird durch Beta-Alanin und L-Histidin gebildet, wobei allerdings die insgesamt gebildete Menge Carnosin primär durch das Vorhandensein von Beta-Alanin limitiert wird.
Carnosin weist einerseits antioxidative Eigenschaften auf und dient andererseits als eine Art Puffer für Wasserstoffionen.
Wasserstoffionen werden bei hohen Belastungen gebildet und sorgen für die Ansammlung von Milchsäure, was dazu führt, dass der Muskel übersäuert und schlussendlich seinen Dienst versagt – das ist das bekannte Brennen beim Muskelversagen. Also zusammengefasst sorgt Carnosin letztlich dafür, dass Du beim Training länger durchhältst. Mit höheren Muskel-Carnosinspiegeln kannst Du ein größeres Trainingsvolumen absolvieren und daher zwangsläufig mehr Kraft und Muskelmasse aufbauen.
Warum dann nicht mit Carnosin ergänzt wird? Weil das oral aufgenommene Carnosin nicht direkt zu den Muskeln gelangt. Es kann höchstens in seine Bestandteile, also unter anderem Beta-Alanin, zersetzt werden und dann schlussendlich im Muskel zu einer erneuten Carnosinbildung beitragen. Da auf diesem Wege allerdings auch unerwünschte Abfallprodukte entstehen, macht es mehr Sinn, direkt mit Beta-Alanin zu supplementieren. Die ergänzende Zufuhr von Beta-Alanin vermag die Muskel-Carnosinspiegel um teilweise 60-80% zu erhöhen, was mit einer signifikanten Leistungssteigerung einhergeht.
Empfehlenswert ist eine Zufuhr von rund 4g Beta-Alanin täglich. Die Einnahme von Beta-Alanin wird durch ein mehr oder weniger starkes Kribbeln an verschiedenen Stellen im Körper (Füße, Hände, Ohren etc.) begleitet. Manch einer empfindet das als angenehmen Aggressivitätsbooster vor dem Training, den Meisten ist es allerdings unangenehm. Ich empfehle dir die Einnahme von mehreren kleinen Portionen, bei-

spielsweise 4 x 1g, auf den Tag verteilt, um das Kribbeln zu mildern. Wie auch beim Creatin Monohydrat entfaltet sich die Wirkung von Beta-Alanin erst nach 4-6 Wochen vollständig. Im Laufe dieser Zeit werden die Carnosinspiegel der Muskeln zunehmend erhöht, bis es schlussendlich nur noch darum geht, die „Sättigung", also das hohe Carnosinniveau, zu halten.

Okay, die Empfehlungen sind bisher noch etwas abstrakt und nicht wirklich praktisch gestaltet. Zur besseren Veranschaulichung habe ich einen beispielhaften Ernährungsplan für einen Trainingstag erstellt:

Uhrzeit	**Lebensmittel**
7:00 Uhr	5-10g BCAAs, 1 Banane, 1g Beta-Alanin
7:10 – 7:30 Uhr	KKL-Programm
7:30 Uhr	Rührei mit Spinat, Handvoll Beerenobst, (im Winter) ca. 1000 IE Vitamin D
10:00 Uhr	Salat mit vielen Nüssen
13:00 Uhr	Bio-Rinderhackbraten mit gemischtem Gemüse und 1 Avocado, 1g Beta-Alanin
16:00 Uhr	1-2 Süßkartoffeln mit Brokkoli und Tilapia
17:00 Uhr	1 Banane, 30 g Whey Protein, 1g Beta-Alanin
17:20 – 18:00 Uhr	Training
18:00 Uhr	1 Banane, 30 g Whey Protein, 3-5g Creatin Monohydrat, 1g Beta-Alanin, 10g L-Glutamin
19:00 Uhr	Lachs, grüner Spargel, brauner Reis, (im Winter) ca. 1000 IE Vitamin D
22.00 Uhr	Magerquark* mit Nüssen

*Magerquark ist reich an Casein-Protein, welches langsam verdaut wird und den Körper daher für mehrere Stunden mit Aminosäuren versorgt

Achtung: Das KKL-Programm zählt nicht als vollständiges Workout, weil der mechanische Stress eher gering ist (vielleicht von den Klimmzügen abgesehen). Die Kohlenhydratzufuhr wird daher vor und nach den KKL-Einheiten nur leicht erhöht.

Zur Erinnerung: *Sollte nach etwa zwei Wochen keine Gewichtszunahme erfolgt sein, muss die Kalorienmenge erhöht werden.* Dazu kann die Kohlenhydrat- und/oder Fettmenge bei den Mahlzeiten vergrößert werden. Zudem gibt es noch einen sehr einfachen und *höchst effektiven* Trick zur Erhöhung der täglichen Kalorien- und Eiweißaufnahme: **Trinke 2-3 L Milch pro Tag**.

Zwischen den Mahlzeiten immer mal wieder ein Glas Milch zu trinken, kann den Muskelaufbau sehr stark beschleunigen. Speziell *„Hardgainer"*, also Menschen, die sehr schwer zunehmen, sollten diese Strategie anwenden. Beim Kauf von Milch ist darauf zu achten, dass es sich um nicht-homogenisierte Milch handelt, denn beim Homogenisieren wird ein starker Druck ausgeübt, der die Teilchen zusammenpresst. Sie können nun leichter ins Blut gelangen und den Insulinspiegel schneller ansteigen lassen, was nach dem Training zwar durchaus sinnvoll ist, ansonsten aber den Fettaufbau fördert.

Muss die Muskelaufbauernährung wirklich so kompliziert sein?

Nein, nicht wirklich. Die Ernährungsrichtlinien in diesem Kapitel dienen dazu, möglichst viel Muskelmasse bei gleichzeitig möglichst wenig Fett aufzubauen. Wem das alles aber zu umständlich ist, der kann sich an einer ganz simplen Richtlinie orientieren: Ernähre dich naturbelassen, nährstoff-, energie- und eiweißreich.

So einfach ist der Kern einer Muskelaufbauernährung. Alles andere sind nur Feinabstimmungen, die für ambitionierte Athleten gedacht sind. Wenn dir alle anderen hier gegebenen Anweisungen zu viel sind, kannst Du sie theoretisch auch ignorieren und dennoch erfolgreich sein, solange dieser Kern im Zentrum deiner Bemühungen bleibt. **Naturbelassen, nährstoff-, energie- und eiweißreich** – nicht vergessen!

9.6 Regenerationsförderung

Aufgrund der gestiegenen Trainingsbelastung, solltest Du dich spätestens jetzt mit den Möglichkeiten zur Regenerationsoptimierung beschäftigen.
Der wichtigste Punkt ist dabei der Stressabbau, denn Stress sorgt in Form von ungünstigen hormonellen Bedingungen für eine verlangsamte Regeneration. Die mit Abstand beste Methode zum Stressabbau ist meiner Erfahrung nach die Meditation. Keine Sorge, das hat nichts mit Religion und Esoterik zu tun. Meditation ist ein hervorragender Weg, um Konzentration zu trainieren, sich seiner Gedanken bewusst und ihrer Herr zu werden sowie um Stress abzubauen bzw. den Körper vollkommen zu entspannen.

Tägliche Meditation empfehle ich auch unabhängig vom körperlich belastenden Training, denn es gibt einfach keinen guten Grund, nicht zu meditieren. Gerade in unserer heutigen Zeit, wo wir Menschen chronisch unter Stress beispielsweise in Form eines zu hohen Kortisolspiegels stehen und der Geist sprunghaft und unkontrolliert ist, nimmt die Meditation einen enorm hohen Stellenwert ein – oder sollte sie zumindest. Bei zusätzlicher großer körperlicher Belastung steigt die Bedeutung und Notwendigkeit der Meditation nochmals, sodass ich in Phase IV (und allen darauf folgenden Phasen) wenigstens 20 Minuten Meditation pro Tag empfehlen würde. Wer mehr und häufiger meditieren möchte, kann dies selbstverständlich tun. Eine sinnvolle und gleichzeitig simple Meditation kann wie folgt aussehen:

Lege dich gestreckt auf den Rücken, lasse die Füße zur Seite fallen, positioniere die Arme ausgestreckt neben dem Körper und die Schultern weg von den Ohren. Nun atme tief durch und entspanne dich. Nimm jegliche Spannung aus dem Körper und bleibe regungslos. Fange nun an, deine Gedanken zu beobachten. Gedanken kommen wie sie wollen, also unterdrücke sie nicht, sondern akzeptiere die aufkommenden Gedanken und lasse sie wie Wolken von dannen ziehen. Dr. Thomas Späth und Shi

Yan Bao haben es in ihrem Buch *Shaolin – das Geheimnis der inneren Stärke* (GRÄFE UND UNZER, München 2011, S. 58) treffend beschrieben: *„Das Wesentliche ist, dass wir unsere gesamte Energie auf einen Punkt lenken – um dann zu merken: Aha, da ist jetzt wieder ein Gedanke. Diesen können wir dann als solchen benennen und wieder ziehen lassen, ohne ihn weiterzuspinnen, ohne ihn zu beurteilen."*

Erkennen -> Akzeptieren ohne zu werten -> Loslassen

Klingt leicht, ist aber verdammt schwer. Bei der Meditation gilt es in eine tiefe Versenkung zu kommen, in der Du keine Geräusche der Außenwelt mehr wahrnimmst, keine Fliege auf der Nase spürst, keinen Gedanken denkst. Zu Anfang werden die Gedanken noch sprunghaft sein und allzu leicht verlierst Du dich dabei im üblichen Gedankengeschwurbel, ohne es kontrollieren zu können. Mit zunehmender Trainingszeit gewinnst Du allerdings immer mehr die Kontrolle, bis Du irgendwann für vollkommene Stille sorgen kannst. Spätestens ab diesem Punkt wirst Du wesentlich ausgeglichener, gelassener, leistungsfähiger, gesünder und glücklicher sein. Wobei Punkt das Falsche Wort ist, denn es ist ein Prozess, der kein Ziel hat. Die Vorteile der Meditation werden nach und nach zu spüren sein, aber sei dennoch geduldig und gehe ohne Ziel in die Meditation. Ziele setzen dich nämlich automatisch unter Druck und auch das gehört zu den Dingen, die in der Meditation losgelassen werden sollten.

Anfänger können sich in der Regel sehr wenig unter „Gedanken loslassen" vorstellen. Das Problem dabei ist, dass sich die Vorgehensweise sehr schwer in Worte fassen lässt, denn sie gehört zum individuellen Trainingsfortschritt der Meditation dazu. Zu lernen, wie Du Gedanken loslassen kannst, ist sogar der Kern der Meditation – Erkennen und Akzeptieren ohne zu werten sind lediglich Teil des Weges zum Loslassen. Sie sind Bedingungen, um Gedanken loslassen zu können. Das Loslassen selbst ist etwas, auf das Du selbst kommen musst. Die Frage nach dem „Wie?" stellt sich nicht. Tu es einfach. Meditiere beharrlich und versuche deine Gedanken zu kontrollieren. Nicht denken, machen! Der Weg ergibt sich von selbst – versprochen.

Weitere Regenerationsoptimierungen

Über die Meditation hinaus ist es wichtig, regelmäßig und viel zu schlafen und sich nicht von jeder Nichtigkeit des Alltagslebens stressen zu lassen. Aber da erzähle ich dir sicher nichts Neues. Falls Du es bisher nicht ausreichend geschafft hast, so wird dir die Meditation auch diesbezüglich behilflich sein – der Schlaf wird tiefer, die Gedanken klarer und ruhiger.

Davon abgesehen können auch Massagen und Saunagänge die Regeneration beschleunigen. Als Massage bietet sich die Zuhilfenahme eines Foam-Rollers an, welcher die Faszien lockert, Spannungen abbaut und die Durchblutung fördert. Ich selbst nutze ihn in der Regel kurz nach dem Aufstehen und wann immer ich Verspannungen speziell im Rücken spüre.

9.7 Wichtige Erkenntnisse

- Der Körper passt sich gemäß SAID an eine erhöhte Trainingsfrequenz mit einer schnelleren Regeneration an, so dass täglich der ganze Körper trainiert werden kann, was bei richtiger Vorgehensweise große Zuwächse an Muskelmasse und Kraft nach sich ziehen kann
- Bei der Erhöhung der Trainingsfrequenz ist eine progressive Vorgehensweise unabdingbar, um dem Körper genügend Zeit zur Anpassung zu geben
- Muskelwachstum wird durch eine Kombination von mechanischem und metabolischem Stress erzeugt
- Hoher mechanischer Stress (=hohe Gewichtsbelastung) fordert das Zentralnervensystem deutlich mehr als ein hoher metabolischer Stress (=hohe Stoffwechselbelastung)
- Um langfristig Trainingserfolge verzeichnen zu können und dabei möglichst verletzungsfrei zu bleiben, sollte speziell bei hochfrequentem Training intuitiv von Einheit zu Einheit im Kleinen variiert, das heißt Griff- und Fußpositionen gewechselt werden
- Eine auf Muskelaufbau ausgerichtete Ernährung sollte allgemein naturbelassen, nährstoff-, eiweiß- und energiereich gestaltet werden
- Wer dabei möglichst wenig Fett aufbauen möchte, sollte Kohlenhydrate auf die Zeit +-2 Stunden um die Workouts herum konzentrieren und ansonsten Eiweiße, Fette und Gemüse verzehren
- Bei harten Trainingsplänen empfehlen sich täglich mindestens 20 Minuten Meditation, um regenerationsbehindernden Stress abzubauen

10 Phase V: Der Umstieg auf IF (14 Tage)

Intermittent Fasting (IF) ist eine sehr effektive Ernährungsstrategie, um Fettabbau und Gesundheit zu vereinen. Dahinter verbirgt sich nichts anderes als regelmäßiges Fasten und genau das macht diese Ernährungsform auch so effektiv, denn bevor die Menschen Ackerbau und Viehzucht betrieben, mussten sie sehr häufig fasten – es ist also eine überaus natürliche Ernährungsform, die uns praktisch im Blut liegt.

Es gibt viele unterschiedliche Fastenstrategien, doch sie alle basieren letztendlich auf dem gleichen Prinzip: Längere „Undereating"-Phasen gepaart mit kurzen „Overeating"-Phasen. In einer „Undereating"-Phase wird wenig oder gar nichts gegessen, wohingegen in der „Overeating"-Phase mehr als benötigt gegessen wird. Ich halte Intermittent Fasting deshalb für sehr sinnvoll, weil es den Fettabbau einerseits merklich beschleunigen kann und dabei andererseits auch noch sehr gesundheitsfördernd ist. Die permanente Verfügbarkeit von Nahrung in der Moderne führt dazu, dass wir viel mehr und häufiger essen, als wir eigentlich sollten. Hinzu kommt, dass alle Nahrungsmittel in irgendeiner Form durch Menschenhand negativ beeinflusst wurden – seien es auch nur die Abgase in der Luft. Dadurch befinden sich viele Giftstoffe in unserem Körper, die wir nicht mehr loswerden können, weil wir permanent neue hinzuführen.

Erst wenn die Nahrungszufuhr gestoppt oder eingeschränkt wird, kann sich der Körper wieder selbst heilen und Schadstoffe ausscheiden – und nach einer Muskelaufbauphase, in der besonders viel Nahrung zugeführt wird, ist das ganz besonders wichtig. Wer einmal nach Jahren der westlichen Ernährung gefastet hat, wird unsere gängige Ernährung fortan mit anderen Augen sehen, denn die Anpassungsphase an IF wird wahrscheinlich ziemlich unappetitlich sein und möglicherweise mehrere Duschen täglich notwendig machen, weil Giftstoffe auch über die Haut ausgeschieden werden können. Doch viel schlimmer ist doch die Tatsache, dass sich der ganze Giftmüll überhaupt in unserem Körper befindet. Wir sind innerlich verseucht, kränkeln oft, leiden unter Energie- und Stimmungstiefs, sind selten *wirklich* glücklich. Das Problem ist, dass dieser Zustand für uns zur Normalität geworden ist, denn wir kennen es nicht anders. Das macht uns Glauben, es gäbe keine Alternative. Doch die gibt es. Nach wenigen Wochen mit Intermittent Fasting fühlen sich die meisten Menschen wie neu geboren. Man wird mehr Lebensfreude empfinden, stärker, stabiler, vitaler und glücklicher sein. Das Leben kann auf einer ganz neuen Ebene genossen werden.

Viele scheuen sich vor dem Hunger in den Fastenphasen. Doch ein an kohlenhydratarmer Ernährung gewöhnter Körper kann sehr gut seine eigenen Speicher (Fettdepots) nutzen und damit einen stabilen Energiefluss zum Gehirn einrichten. Die Folge sind ausbleibende Energietiefs – speziell in der Fastenzeit. Statt Müdigkeit und Schwäche wird beim Fasten häufig gar ein Zustand der geistigen Klarheit, Wachheit und höchsten Konzentration erreicht. Die Fastenzeit ist in der Regel die produktivste Zeit des Tages. Wann jagen Raubtiere? Immer dann, wenn sie hungrig werden. Hunger bringt unseren Körper in den Aktivitätsmodus. Nicht zuletzt sorgt Hunger auch dafür, dass sich unsere Geschmackssinne schärfen. Naturbelassene Lebensmittel, die ansonsten als fade, langweilig oder gar ungenießbar eingestuft werden, erleben eine Renaissance. Nach 16 Stunden ohne Nahrungsmittelzufuhr fühlt sich der Bissen in einen einfachen, gewöhnlichen Apfel gigantisch an – wie eine Explosion der Sinne. Ich kann nur jedem wärmstens empfehlen, IF zumindest ein paar Wochen lang auszuprobieren und sich selbst ein Bild von den zahlreichen Vorteilen zu machen.

Die Anpassungsphase dauert in der Regel maximal 14 Tage, weshalb Phase V auch genau auf diesen Zeitraum ausgelegt ist. Die Trainingsbelastung wird zurückgefahren, weil der Körper sich selbst reinigt und dabei viele Giftstoffe freigesetzt werden, die das Immunsystem mitunter schwächen können. Doch das ist kein Argument gegen sondern für Intermittent Fasting. Oder willst Du die Schadstoffe lieber in deinem

Körper behalten? Aus den Augen aus dem Sinn? Es wird Zeit, den Dreck nicht mehr unter den Teppich zu kehren, sondern zu bereinigen. Nur so kann das menschliche Potenzial vollständig entfaltet werden.

10.1 Training

Das Training wird in dieser Phase sehr simpel und zweckmäßig gehalten, weil der Fokus auf der Ernährungsumstellung liegt. Das ist übrigens ein guter Zeitpunkt, um die Variation im Kleinen weiter zu verinnerlichen. Verändere bei den Übungen von Workout zu Workout ein wenig die Griff- und Fußpositionen und fühle, wie sich dadurch der Belastungsschwerpunkt leicht verändert – eine hervorragende Möglichkeit, den eigenen Körper besser kennenzulernen.

Mo	Di	Mi	Do	Fr	Sa	So
Woche 1						
WO A	Pause	WO B	Pause	WO A	Pause	Pause
Woche 2						
WO B	Pause	WO A	Pause	WO B	Pause	Pause

Workout A

Übung	Sätze	Wiederholungen	Pause
Kniebeugen	3	6-8	120 sek
Bankdrücken ODER Klassisches Drücken	3	6-8	120 sek
Vorgebeugtes Langhantelrudern	3	6-8	120 sek
Ergänzungstraining (10 min)			

Workout B

Übung	Sätze	Wiederholungen	Pause
Kreuzheben	3	6-8	120 sek
Dips	3	6-8	120 sek
Klimmzüge	3	6-8	120 sek
Ergänzungstraining (10 min)			

10.2 Einen Gang zulegen

Wenn Du mit diesem Plan nicht ausgelastet bist, kannst Du jede sportliche Aktivität deiner Wahl hinzufügen. Yoga, Kampfsport, Squash, Fußball – worauf auch immer Du Lust hast. Nutze die Zeit, um deinen athletischen Horizont etwas zu erweitern und probiere ruhig mal etwas Neues. Nur belasse das Krafttraining bei diesem schlichten Plan, Du wirst in den nächsten Wochen noch mehr als genug Eisen stemmen dürfen – keine Sorge!

10.3 Einen Gang runterschalten

Ich denke, dieser Plan wird niemanden überfordern. Auch wenn dir die Umstellung auf IF schwer fällt, solltest Du dich durchbeißen und den Trainingsplan durchziehen. Drei kurze Ganzkörpereinheiten in der Woche sind definitiv nicht zu viel.

10.4 Ernährung

Es gibt viele Möglichkeiten, Fasten in das tägliche Leben zu integrieren. Doch die meisten Strategien beinhalten aus meiner Sicht zu lange Fastenphasen. Wird die Fastenzeit stark ausgedehnt, so geht es den Muskeln ab einem bestimmten Punkt an den Kragen. Für mich gibt es daher nur zwei wirklich gute Fastenstrategien, die ich empfehlen kann: Warrior Diet und 16:8 IF.

Die Warrior Diet geht zurück auf Ori Hofmekler, der in seinem gleichnamigen Buch alles Wissenswerte zum Thema erklärt. Das Besondere an der Warrior Diet ist, dass in der Fastenzeit nicht wirklich gefastet wird, sondern einige kleinere Mahlzeiten eingenommen werden. Diese beinhalten in der Regel jeweils nicht mehr als 200 kcal, so dass der Körper dennoch zum Abbau von Giftstoffen kommt. Im Gegenzug gibt es ein kleineres Essensfenster, in dem quasi nur eine einzige (dafür sehr große) Mahlzeit eingenommen wird. Wer daran interessiert ist, dem sei das entsprechende Buch empfohlen.

16:8 Intermittent Fasting

Ich selbst bevorzuge das 16:8 IF, weil das Essensfenster größer ist und der Körper dabei nicht mit einer einzigen übermäßig großen Mahlzeit überladen wird, sondern mehr Zeit zur Nährstoffaufnahme hat und sich dafür im Gegenzug in der Fastenphase nicht die Frage der Mahlzeitenzubereitung stellt – es gibt nämlich keine. Doch wie genau sieht das 16:8 IF überhaupt aus? Es ist vom Prinzip her sehr einfach: Man kehrt das gewohnte Verhältnis von Nahrungsaufnahme zu Fastenzeit um. Normalerweise fasten wir etwa 8 Stunden lang in der Nacht gefolgt von rund 16 Stunden der Nahrungsaufnahme am Tag. Beim 16:8 IF wird dagegen 16 Stunden lang gefastet gefolgt von 8 Stunden Nahrungsaufnahme. Bei mir persönlich beginnt das Essensfenster um 13.00 Uhr und endet um 21:00 Uhr. Von 21:00 Uhr bis 13:00 Uhr wird dann gefastet. Prinzipiell können die Zeiträume beliebig verschoben werden, sofern täglich immer 16 Stunden *am Stück* gefastet wird. Allerdings ist es besser, das Essensfenster vor dem Schlafen enden zu lassen. Warum das so ist, klären wir in den Details.

10.4.1 Die Details

Den Kern des Intermittent Fasting hast Du nun schon kennengelernt, doch gibt es dabei natürlich noch einige Details zu erläutern. Was soll gegessen werden? Wie oft sollte gegessen werden? Wann erfolgt idealerweise das Training?

Zunächst gilt noch immer die Regel der Naturbelassenheit aller Lebensmittel. Eine Mahlzeit besteht daher stets aus möglichst natürlichen Lebensmitteln, darunter viel Gemüse, Fleisch, Fisch, Eier und Nüsse. Auch Obst und komplexe Kohlenhydrate aus Süßkartoffeln, Haferflocken oder braunem Reis können auf dem Plan stehen. Bezüglich der Mahlzeitenfrequenz gibt es keine Einschränkungen – es kann rein intuitiv reguliert werden.

Neue Wege beschreiten

Wichtig ist aus meiner Sicht vor allem die erste Mahlzeit des Essensfensters. Ich habe festgestellt, dass unmittelbar danach Müdigkeit eintritt, wenn sie kohlenhydratreich oder mengenmäßig groß gestaltet wird. Ich empfehle zunächst mit Proteinen, Fetten und Gemüse in insgesamt überschaubarer Menge zu starten und die Mahlzeiten im Verlaufe des Essenszeitraumes zu vergrößern sowie allmählich Kohlenhydrate hinzuzufügen. Die letzte Mahlzeit des Tages sollte also auch die größte und kohlenhydratreichste sein.

Ich bin mir bewusst, dass viele Experten genau das Gegenteil empfehlen. Man soll frühstücken wie ein Kaiser, mittags wie ein König und abends wie ein Bettler essen, denn angeblich können die spät abends aufgenommenen Kalorien nicht mehr verbraucht werden, so dass sie unweigerlich als Hüftgold konserviert werden. Doch das ist gelinde gesagt Unsinn. Erinnerst Du dich an den Vergleich mit Raubtieren? Wann werden Raubtiere aktiv? Wenn sie hungrig sind. Was passiert, wenn sie gefressen haben? Sie werden müde. Bitte kurz die Hand heben, wer mit leerem Magen gut einschlafen kann. Niemand? Dachte ich mir. Aktivitätsmodus bei Hunger und Entspannungsmodus bei Sättigung – das hat uns die Natur so einprogrammiert und dagegen können wir nicht viel machen.

Eine große Mahlzeit führt daher zu nichts anderem als Müdigkeit. Statt viel Energie dafür zu verbrauchen, gegen diese Müdigkeit anzukämpfen und sich schlimmstenfalls mit Aufputschmitteln durchzubeißen bzw. den Kaffeekonsum ins Unermesslich zu treiben, macht es viel mehr Sinn, diese biologische Programmierung für unsere Zwecke zu nutzen und die größte Mahlzeit des Tages abends einzunehmen. Danach kann man sich gesättigt und entspannt aufs Sofa fallen lassen, noch ein wenig lesen oder fernsehen und schlussendlich seelenruhig einschlafen. Ich kann dir nur raten, diese Strategie wenigstens 14 Tage lang auszuprobieren – Du wirst tiefer, entspannter Schlafen und tagsüber energiegeladener sein.

Ein kleines Problem gibt es dabei allerdings noch. Was passiert, wenn man abends etwas unternehmen möchte? Die meisten Menschen unternehmen ja eher abends etwas mit ihren Freunden und da ist Müdigkeit natürlich ziemlich uncool. Glücklicherweise weiß man in der Regel vorher bereits, dass am Abend etwas ansteht. In diesem Fall kann die Kalorienzufuhr dann gleichmäßig auf alle Mahlzeiten verteilt werden. Im Zweifelsfall macht es auch nichts, wenn man mal einen Tag von der 16:8 Fastenstrategie abweicht und stattdessen normal isst. Allerdings ist an dieser Stelle auch Vorsicht geboten, denn Ausnahmen werden nur allzu schnell zur Gewohnheit. Einen Tag pro Woche normal zu essen geht klar, doch dabei sollte es dann auch bleiben.

Training beim Intermittent Fasting

Ein wichtiger Punkt ist auch das Training. Krafttraining sollte stets nachmittags bzw. vor dem Abendessen absolviert werden, denn Gewichtstraining schädigt die Muskulatur. Diese wird dann repariert und im Idealfall vergrößert. Doch erfordert dieser Prozess viele Nährstoffe. Ohne Nährstoffe wird die Regeneration stark in die Länge gezogen. Unmittelbar nach dem Training ist ein wichtiges Zeitfenster für die Nährstoffzufuhr, denn dann verhalten sich die Muskeln wie eine Art Schwamm: Bereit, alles in sich aufzusaugen. Nährstoffe kommen daher in dieser Zeit primär den Muskeln und nicht den Fettdepots zu Gute. Auf der anderen Seite kann Cardio in der Fastenzeit absolviert werden, um den Fettabbau zu beschleunigen – doch das wird erst in der nächsten Phase eine Rolle spielen, sodass ich dort noch etwas genauer darauf eingehen werde.

10.4.2 Beispielpläne

Zur Veranschaulichung der bisher erklärten Prinzipien des Intermittent Fasting bieten sich beispielhafte Ernährungspläne an. Auch wenn ich mich wiederhole: Derartige Pläne sollen wirklich nur als Beispiele dienen und nicht spartanisch genau befolgt werden. Ernährung sollte so schnell wie möglich intuitiv gehandhabt werden, denn auch wenn sie einen sehr großen Einfluss auf unser Leben hat, ist sie dennoch letztlich nur ein Mittel zum Zweck. Daher macht es keinen Sinn, sich pausenlos Gedanken über die Ernährung zu machen. Eine gesunde Ernährung ist *keine* Wissenschaft und kann tatsächlich ab einem bestimmten Erfahrungsniveau vollkommen intuitiv gesteuert werden.

Trainingstag

Uhrzeit	**Lebensmittel**
13:00 Uhr	Rührei mit Spinat, dazu gemischter Salat, (im Winter) ca. 1000 IE Vitamin D, 1g Beta-Alanin
16:00 Uhr	Kabeljau, gemischtes Gemüse, Nüsse
17:10 Uhr	30g Whey Protein, 1g Beta-Alanin
17:30 – 18:30 Uhr	(Training)
18:30 Uhr	30g Whey Protein, 1 Banane, Handvoll Beerenobst, 3-5g Creatin Monohydrat, 10g L-Glutamin, 1g Beta-Alanin
19:00 Uhr	kleiner Salat mit Nüssen und etwas Obst
20:30 Uhr	Paprikaschoten mit Rinderhackfleisch gefüllt, dazu Brauner Reis, (im Winter) ca. 1000 IE Vitamin D, 1g Beta-Alanin

Pausentag

Uhrzeit	Lebensmittel
13:00 Uhr	Rinderhüftsteak mit Kaisergemüse und 1 Avocado, (im Winter) ca. 1000 IE Vitamin D, 1g Beta-Alanin, 3-5g Creatin Monohydrat
15:00 Uhr	kleiner Salat mit Nüssen und etwas Obst (idealerweise Beerenobst)
17:00 Uhr	Lachsfilets, grüner Spargel, Nüsse, 1g Beta-Alanin
20:30 Uhr	Quinoa, Schweinefilet, gemischtes Gemüse, (im Winter) ca. 1000 IE Vitamin D, 1g Beta-Alanin

10.5 Wichtige Erkenntnisse

- Die moderne Lebensmittelverarbeitung gepaart mit viel zu häufiger Nahrungszufuhr sorgt für eine Verseuchung des Körpers mit Schadstoffen.
- Intermittent Fasting fördert durch gezielte Fastenzeiten die Gesundheit und gleichzeitig den Fettabbau
- Hunger sorgt für geistige Wachheit und eine erhöhte Konzentrationsfähigkeit sowie für eine verbesserte Wahrnehmung naturbelassener Lebensmittel
- Große Mahlzeiten führen zu Müdigkeit
- Die Mahlzeiten sollten daher im Verlaufe des Essensfensters größer und energiereicher werden, sodass die letzte Mahlzeit des Tages gleichzeitig auch die umfangreichste ist.
- Beim Intermittent Fasting wird das Gewichtstraining stets im Essensfenster durchgeführt, wohingegen Cardio auch in der Fastenzeit absolviert werden kann

11 Phase VI: Fettabbau mit HFT (49 Tage)

Um Pfunde in Rekordzeit purzeln zu lassen, gibt es keinen besseren Weg als Hochfrequenztraining. Ganzkörpertraining verursacht einen großen Nachbrenneffekt, das heißt der Stoffwechsel ist bis zu 48 Stunden nach dem Training beschleunigt. Da beim Hochfrequenztraining bereits am nächsten Tag die nächste Einheit folgt, wird eine Fettverbrennungsmaschinerie in Gange gesetzt, welche die Fettpolster in kürzester Zeit schmelzen lassen kann. Gleichwohl wird der Körper es nicht wagen, Muskelmasse abzubauen, wenn er sie für die tägliche, harte Arbeit an den Gewichten benötigt. In *Einzelfällen* ist es sogar möglich, Muskelmasse aufzubauen. Training mit einer hohen Frequenz ist aus meiner Sicht der Heilige Gral für ambitionierte Sportler – unabhängig davon, ob auf Leistungsverbesserung, Muskelaufbau (siehe Phase IV) oder Fettabbau trainiert wird!

Im Trend hingegen liegt das so genannte Hochintensitätstraining (HIT), bei dem viel seltener trainiert und der Körper stärker überlastet wird. Die Erfolge sind dabei merklich geringer, doch das Schlimmste ist meiner Meinung nach das Fundament des Systems: Die Annahme, Krafttraining sei etwas Schlechtes. Das System baut darauf auf, möglichst gute Erfolge erzielen zu können, ohne großartig Zeit mit dem bösen, anstrengenden Training zu verschwenden. Zugegeben, wer beruflich und familiär stark eingebunden ist und wirklich wenig Zeit für Training hat, fährt mit HIT besser, allerdings gehen damit tiefere positive Effekte des Trainings verloren und es wird auf eine oberflächliche Wandlung des Äußeren beschränkt. In Wahrheit ist Training das Erlernen von beharrlicher Widerstandsbewältigung. Die Fähigkeit, niemals aufzugeben, sich selbst zu überwinden, Grenzen zu sprengen, konzentriert, beständig, geduldig und zielstrebig an seiner Entwicklung zu arbeiten. Könnte es eine bessere Zeitinvestition geben? Gibt es eine bessere Möglichkeit, zu einem besseren, kompletteren, erfolgreicheren Menschen zu werden? *Wenn* genügend Zeit für Fernsehen und andere oberflächliche Vergnügungen vorhanden ist, sollte sie auch für tägliches Training, für eine tägliche Investition in die eigene Entwicklung, ausreichen. Viele Menschen kümmern sich mehr um ihre Autos, Handys und Kleider als um sich selbst. Dabei kaschieren sie nur ihre eigene Schwäche. Ziehen weite Pullover an, um den Bierbauch zu überdecken, holen sich Sicherheit von Versicherungen und vertiefen sich ins Internet oder andere Ablenkungen, um sich nicht mit den eigenen Abgründen und Schwächen konfrontieren zu müssen. Es wird Zeit, den einzigen lebenslangen Begleiter, den wir haben, zu pflegen und zu fördern – so oft wie möglich. Ich gehe in Kapitel 15 „Jeder Tag zählt“ noch genauer auf die Hintergründe ein. Für den Moment reicht es zu vermerken, dass Hochfrequenztraining eines der wenigen Systeme ist, welche auf einer tiefgreifenden und lebensnahen Philosophie basieren – davon abgesehen liefert es meiner Erfahrung nach auch noch die besten Erfolge für körperliche Ziele.

11.1 Training

Mo	Di	Mi	Do	Fr	Sa	So
			Woche 1			
WO A	WO B	WO C	Pause	WO A	WO B	WO C
			Woche 2			
Pause	WO A	WO B	WO C	Pause	Pause	WO A
			Woche 3			
WO B	WO C	Pause	WO A	WO B	WO C	Pause
			Woche 4			
WO A	WO B	WO C	Pause	Pause	Pause	WO A
			Woche 5			
WO B	WO C	Pause	WO A	WO B	WO C	Pause
			Woche 6			
WO A	WO B	WO C	Pause	WO A	WO B	WO C
			Woche 7			
Pause	Pause	Pause	Pause	Pause	Pause	Pause

Workout A

Übung	Sätze	Wiederholungen	Pause
Ganzkörperübung	5	5	Variabel
Drückübung	5	5	Variabel
Zugübung	5	5	Variabel
Ergänzungstraining (10 min)			

Das 5x5 System sollte mittlerweile hinreichend bekannt sein – notfalls kann die Vorgehensweise in Kapitel 6.2 nachgelesen werden. Falls Du dich fragst, warum 5x5 so häufig in diesem Buch vorkommt: Weil es extrem effektiv ist, ganz einfach. Für ein effektives und effizientes Training ist es lohnenswert, sich auf das Wesentliche zu beschränken. Wenn Du dir erfolglose Athleten genau ansiehst, wirst Du feststellen, dass sie größtenteils nur ihre Konzentration zerstreuen. Sie springen von System zu System, von Übung zu Übung, stets in der Hoffnung eine magische

Formel zu finden – was letztlich nie passieren wird. Konzentriere dich auf das, was wirklich funktioniert und die besten Erträge liefert.

Workout B

Übung	Clusterzahl	Clustergröße	Pause
Ganzkörperübung	4-5	3-5	10-30 sek
Drückübung	4-5	3-5	10-30 sek
Zugübung	4-5	3-5	10-30 sek
Ergänzungstraining (10 min)			

Die Clustertrainingsform wird im Anschluss noch eingehend erläutert.

Workout C

Übung	Sätze	Wiederholungen	Pause
Ganzkörperübung	3	20	60,30, 60 sek
Drückübung	3	20	0
Zugübung	3	20	60,30, 60 sek
Ergänzungstraining (10 min)			

Im dritten Workout werden Drück- und Zugübung zu einem Supersatz zusammengefasst, so dass nach der Drückübung sofort die Zugübung absolviert wird, ehe pausiert werden kann. Die Pausenzeit wird nach dem ersten Satz um 30 Sekunden reduziert und nach dem zweiten wieder um 30 Sekunden erhöht. Es ist ratsam die Übungen mit einem Gewicht zu beginnen, welches für 22-25 Wiederholungen am Stück bewältigt werden kann.

11.2 Erklärungen zum Trainingsplan

Die Workouts bestehen jeweils *immer* aus 3 Hauptübungen: eine Ganzkörperübung, eine Drückübung, eine Zugübung. Neben den Hauptübungen stehen **10 Minuten Ergänzungstraining** nach jeder Einheit zur Verfügung, hier kann gerne auch ein wenig HIIT eingefügt werden.

Für die Hauptübungen stehen folgende zur Verfügung:

Ganzkörperübungen

Kniebeugen, Frontkniebeugen, Überkopfkniebeugen, Kreuzheben, Rumänisches Kreuzheben, Sumo-Kreuzheben, Ausfallschritte

Drückübungen

Bankdrücken, Schrägbankdrücken, Klassisches Drücken, Dips, Liegestütze

Zugübungen

Klimmzüge, vorgebeugtes Langhantelrudern, umgekehrtes Körpergewichtsrudern, T-Bar Rudern, Latzug

Wähle nun jeweils *drei* Übungen *pro Kategorie* aus – bei den Ganzkörperübungen ist es ratsam, jeweils wenigstens eine Variante von Kreuzheben und eine von Kniebeugen zu verwenden, also beispielsweise Kniebeugen, Rumänisches Kreuzheben und Ausfallschritte oder Kniebeugen, Frontkniebeugen und Kreuzheben.

Nun wird jeweils eine Übung pro Kategorie ausgewählt und daraus drei verschiedene Übungskombinationen (jeweils bestehend aus einer Ganzkörperübung, einer Drückübung und einer Zugübung) erstellt. Es gibt drei verschiedene Trainingsprogramme, Workout A, B und C, auf die die Übungskombinationen aufgeteilt werden. Sobald alle drei Workouts einmal durchgeführt wurden, werden die Übungskombinationen jeweils um ein Workout nach hinten geschoben. Zur Veranschaulichung folgendes Beispiel:

Du wählst Kniebeugen, Kreuzheben und Ausfallschritte aus den Ganzkörperübungen, Bankdrücken, Klassisches Drücken und Dips aus den Drückübungen und Klimmzüge, vorgebeugtes Langhantelrudern und Latzug aus den Zugübungen und stellst diese Übungen jeweils zu Übungskombinationen zusammen. Du könntest dabei beispielsweise die folgenden Kombinationen wählen:

Übungskombination 1	***Übungskombination 2***	***Übungskombination 3***
Kniebeugen	*Kreuzheben*	*Ausfallschritte*
Bankdrücken	*Dips*	*Klassisches Drücken*
Vorgebeugtes Langhantelrudern	*Klimmzüge*	*Latzug*

[Anm: Das ist die meiner Meinung nach beste Übungszusammenstellung und –auswahl]

Nun beginnst Du Tag 1 mit Workout A bestehend aus der Übungskombination 1, Tag 2 mit Workout B bestehend aus Übungskombination 2 und Tag 3 mit Workout C bestehend aus Übungskombination 3.Der vierte Tag ist ein Pausentag. Tag 5 beginnt wieder mit Workout A, diesmal allerdings bestehend aus der dritten Übungskombination. An Tag 6 wird dann Workout B mit der ersten Übungskombination und an Tag 7 Workout C mit der zweiten Übungskombination durchgeführt. Tag 8 ist erneut ein Pausentag und Tag 9 beginnt mit Workout A bestehend aus Übungskombination 2. Die einzelnen Übungskombinationen werden also nach Abschluss eines 3er Zyklus aus Workout A,B und C um einen Trainingstag nach hinten geschoben, sodass am 14. Tag Workout A wieder mit Übungskombination 1 durchgeführt wird.

Du wählst also insgesamt 9 Übungen aus, stellst jeweils drei von ihnen zu einer Übungskombination zusammen und führst diese Kombinationen dann abwechselnd auf die Workouts A,B und C verteilt durch. Durch diese Variation wird der Körper stets mit wechselnden Reizen konfrontiert, sodass keine Stagnation eintritt.

Es mag für den Anfang ziemlich verwirrend klingen. Wenn Du es jedoch ausprobierst, wirst Du schnell verstehen, wie das System funktioniert.

11.2.1 Die Clustertechnik

Eine Übung im Clusterstil besteht aus einem einzigen Satz, welcher wiederum aus mehreren Clustern besteht. Meiner Meinung nach liegt die ideale Clustergröße bei 3-5 Wiederholungen, denn diese Wiederholungsmenge ist ideal, um einerseits eine gewisse Zeit unter Spannung zu stehen, wodurch Wachstumsreiz gesetzt werden, und andererseits nicht zu lange unter Spannung zu stehen, was zu Konzentrationsschwächen und daher Krafteinbußen sowie mangelhafter Technik führen kann.

Die Pausenzeiten zwischen den Clustern sollten bei 10-30 Sekunden liegen und insgesamt sollten pro Übung 12-25 Wiederholungen (= 4-5 Cluster) absolviert werden. Das sind die besten Parameterbereiche, um Wachstumsreize zu setzen und gleichzeitig den Stoffwechsel zu belasten – eine ausgewogene Mischung aus mechanischem und metabolischem Stress.

Alle Parameter sind hierbei in Intervallen angegeben, so dass dir ein gewisser Spielraum zur Variation bleibt. Achte einfach darauf, dass Du innerhalb der Intervalle bleibst und von Einheit zu Einheit ein wenig variierst.

Dazu ein kleines Beispiel:

Du beginnst das Clusterworkout mit der Frontkniebeuge. Nachdem Du dich aufgewärmt hast (ein Aufwärmprogramm findet sich in Kapitel 14 „Häufig gestellte Fragen"), belädst Du die Langhantel mit Gewichten. Dabei wählst Du in etwa Gewichte, mit denen Du 6-10 Wiederholungen am Stück schaffen würdest. Du beginnst den ersten Cluster. Nach 4 Wiederholungen merkst Du, dass es schon relativ anstrengend war, eine weitere Wiederholung zu viel Kraft kostet und Du daher nicht mehr in den Gesamtwiederholungsbereich von 12-25 Wiederholungen kommen würdest. Du beendest den Cluster und pausierst. Nach etwa 20 Sekunden fühlst Du dich bereit für den nächsten Cluster. Im ersten Cluster hast

Du 4 Wiederholungen absolviert – das entspricht auch der Größe aller folgenden Cluster. Daher machst Du erneut 4 Wiederholungen und pausierst für rund 20 Sekunden. Nachdem Du insgesamt 5 Cluster (=20 Gesamtwiederholungen) durchgeführt hast, merkst Du, dass Du keinen weiteren vollständigen Cluster mit sauberer Technik mehr schaffen würdest und beendest daher den Durchlauf. Nun pausierst Du kurz (1-3 Minuten) und gehst dann weiter zur nächsten Übung.

In der nächsten Cluster-Trainingseinheit mit Frontkniebeugen erhöhst Du das Gewicht etwas und spürst jedoch schon nach der dritten Wiederholung, dass Du die optimale Clustergröße erreicht hast. Zur Regeneration benötigst Du dieses Mal etwas länger und pausierst daher etwa 30 Sekunden. Nach 6 Clustern (=18 Gesamtwiederholungen) merkst Du, dass kein vollständiger Cluster mit sauberer Technik mehr möglich ist und wechselst daher zur nächsten Übung.

Cluster bietet mehr Variationspotenzial und sorgen somit dafür, dass der Körper sich nicht an bestimmte Belastungsschemata gewöhnen kann. Außerdem besteht ein Satz im Clusterstil aus mehreren „lohnenden“ Pausen, die dafür sorgen, dass mehr Wachstumsreize gesetzt werden können. Es werden weniger Wiederholungen *am Stück* absolviert, sodass die Konzentration höher ist. Mehr Konzentration bedeutet einen größeren Spannungsaufbau und daher auch mehr Kraftentfaltung. Clustertraining ist kein richtig geplantes, sondern intuitives Training. Es ist ein hervorragendes Mittel, um kontinuierlich viele Wachstumsreize zu setzen, ohne dabei auszubrennen.

Ich könnte mir vorstellen, dass die Clustertechnik auf dem ersten Blick etwas verwirrend erscheint. In diesem Fall solltest Du das tun, was man immer dann tun sollte, wenn die Dinge im Leben kompliziert werden. Halte inne und zersetze alles in seine Einzelteile. Gehe Schritt für Schritt vor.
Was ist ein Cluster? Eine kleine Anzahl von Wiederholungen einer bestimmten Übung. Wie viele Wiederholungen beinhaltet ein Cluster? Im Zuge dieses Trainingsplanes 3-5 Wiederholungen. Wie viele Cluster werden insgesamt durchgeführt? So viele dass am Ende 12-25 Ge-

samtwiederholungen pro Übung zu Buche stehen. Wie lange wird zwischen den einzelnen Clustern pausiert? Zwischen 10 und 30 Sekunden. Wie entscheide ich mich für eine exakte Parametergröße? Gar nicht, das geschieht intuitiv und mit der Wahl des Gewichtes. Beginne den ersten Cluster und breche ihn intuitiv ab, wenn Du merkst es wird zu anstrengend, als dass Du noch einige weitere Cluster machen könntest, um in den angegebenen Gesamtwiederholungsbereich zu kommen. Deine Clusterwiederholungszahl ist nun gefunden. Pausiere nun so lange Du meinst pausieren zu müssen, um wieder einen vollständigen Cluster mit der zuvor ermittelten Wiederholungszahl durchführen zu können. Die Pausenzeit beträgt zwischen 10 und 30 Sekunden. Solltest Du deutlich länger pausieren müssen, hast Du das Trainingsgewicht oder die Clustergröße falsch gewählt – kein Problem, beim nächsten Mal weißt Du es besser. Du kannst nicht erwarten, beim ersten Mal direkt alle Parameter goldrichtig zu bestimmen. Vielleicht war das gewählte Trainingsgewicht zu hoch oder vielleicht war es zu niedrig. Allerdings wirst Du schon nach ein oder zwei Einheiten ein viel besseres Gefühl dafür bekommen, die Parameter intuitiv zu wählen.

Was zunächst kompliziert klingt, wird leicht und verständlich, wenn man es in seine Teile zersetzt und Schritt für Schritt aufarbeitet – und es einfach einmal ausprobiert. In der Theorie klingt vieles etwas komplizierter als es in der Praxis eigentlich ist. Probiere es aus und das Verständnis wird von ganz alleine kommen. Die Methodik geht mit etwas Erfahrung in Fleisch und Blut über. Diese etwas ausgefallene Trainingsform lohnt sich und bildet deshalb unter anderem den Eckpfeiler des HFT-Systems von Christian Zippel („HFT-Hochfrequenztraining und Auto-Regulation", Novagenics, 2011 – absolut lesenswert).

11.3 Einen Gang zulegen

Um diese Trainingsphase härter zu gestalten, kannst Du an den einzelnen Trainingstagen morgens Cardio absolvieren. In Kapitel 8.2 wurde bereits besprochen, dass hochintensives Cardio, beispielsweise HIIT, wesentlich effektiver als die gewöhnliche Dauermethode ist. Es gibt neben HIIT noch weitere gute Möglichkeiten, den Stoffwechsel und damit den Fettabbau zu beschleunigen, die hier ebenfalls eingesetzt werden können.

Im Folgenden stelle ich 10 mögliche Cardio-Aktivitäten vor, aus denen Du frei wählen kannst. Du kannst dabei täglich neu entscheiden, rein intuitiv und nach eigenem Ermessen. Zur Übungsbeschreibung verweise ich erneut auf *simply-progress.de*.

Kettlebell Swings I (auch mit Kurzhantel möglich)

Absolviere so schnell wie möglich 75 Kettlebell Swings. Pausiere wenn nötig, aber halte die Pausen so kurz wie möglich. Wähle ein Gewicht, mit dem Du 20-25 Swings am Stück schaffst. Erhöhe das Gewicht, wenn die Anstrengung zu gering wird.

Kettlebell Swings II (auch mit Kurzhantel möglich)

Führe Kettlebell Swings im Tabata-Stil durch, also 20 Sekunden volle Power gefolgt von 10 Sekunden Pause für insgesamt 4 Minuten. Wähle ein Gewicht, mit dem Du 20-30 Swings am Stück absolvieren kannst. Erhöhe das Gewicht, wenn die Anstrengung zu gering wird.

Burpees I

Absolviere so schnell wie möglich 75 Burpees. Pausiere wenn nötig, aber halte die Pausen so kurz wie möglich.

Burpee II

Führe so viele Burpees wie möglich in 5 Minuten durch.

Farmer's Walk

Nimm zwei Kurzhanteln mit einem schweren Gewicht (20kg pro Seite sind ein guter Anfang) in die Hände und laufe damit etwa 30 m. Pausiere 60 Sekunden und wiederhole den Ablauf für insgesamt 5 Durchgänge (=150 m gesamt). Erhöhe das Gewicht oder aber verlängere den Weg, wenn die Anstrengung zu gering wird.

Zirkel I

Durchlaufe den folgenden Zirkel ohne Pause: 20 Kettlebell Swings, 20 Sprungkniebeugen (normale Kniebeugen nur mit Sprung nach oben) und 10 Liegestütze. Pausiere 60 Sekunden und führe insgesamt 5 Durchgänge aus. Wähle für die Kugelhantel ein Gewicht, mit dem Du 20-25 Swings am Stück schaffen würdest.

Zirkel II

Laufe 30m mit zwei schweren Kurzhanteln (Farmer's Walk) und mache anschließend 10 Sprungliegestütze (normale Liegestütze mit Sprung nach oben, nach Wunsch mit Klatschen – Füße bleiben dabei auf dem Boden). Durchlaufe so viele Runden wie möglich in 10 Minuten.

Sprints I

Absolviere 10 Sprints über 30m. Geh nach jedem Sprint langsam zur Ausgangsposition zurück und beginne dann direkt mit dem nächsten Sprint. Strecke oder Anzahl können vergrößert oder verkleinert werden – je nach individuellem Leistungsvermögen.

Sprints II

Absolviere Sprints im Tabata Stil, also 20 Sekunden volle Power gefolgt von 10 Sekunden Pause für insgesamt 4 Minuten.

Schwimmen

Schwimme 25 m in schnellem gefolgt von 25 m in entspanntem Tempo für insgesamt 300m. Erhöhe die Gesamtdistanz oder des Tempo, wenn die Anstrengung zu gering wird. Wechsel ruhig hin und wieder den Schwimmstil – Schmetterling, Brust, Rücken, Kraulen sind bestens geeignet.

Aktiv leben

Diese zehn Aktivitäten sind lediglich Beispiele, die keinesfalls streng befolgt werden sollen. Selbstverständlich können die einzelnen Parameter wie die Gesamtwiederholungszahl, Distanzen etc. variiert oder auch gänzlich andere Aktivitäten ausgeübt werden. Warum nicht einmal mit der Freundin Squash spielen gehen? Kicken mit den Kumpels? Auch Fahrradfahren, Bouldern, Inlineskaten, Boxen und viele andere Aktivitäten können zum Einsatz kommen. Es müssen nicht immer feste Rahmenbedingungen wie Intervallvorgaben oder maximale Trainingszeiten vorhanden sein. Viel besser ist ein spielerischer Umgang mit dem Training. Mach einfach worauf Du Lust hast und sorge dabei für eine gewisse Intensität – nur das zählt. Training ist keine Qual, kein Zwang. Du hast es in der Hand, Du kannst entscheiden. Mach ein Spiel daraus und erfreue dich am Abnehmen.

Neben dem richtigen Training ist ein aktiver Lebensstil das A und O sowohl für Fettabbau als auch Gesundheit. Lass das Auto einfach mal stehen und lege so oft es geht Strecken zu Fuß oder mit dem Fahrrad zurück. Steige ein oder zwei Stationen früher aus, wenn Du mit den öffentlichen Verkehrsmitteln unterwegs bist. Vergiss den Fahrstuhl, nimm die Treppe. Stehe, wenn Du nicht sitzen musst. Sei aktiv. Regelmäßige Trainingseinheiten können einen trägen Lebensstil nicht kompensieren. Ein träger Lebensstil ist nicht nur für die Gesundheit enorm schädlich, irgendwann wird er sich darüber hinaus auch auf das Training auswirken und den Einsatzwillen, die Leidenschaft nach und nach reduzieren. So weit sollte es nicht kommen, denn einmal von der Trägheit infiziert ist es sehr schwer, wieder in ein aktives Leben zurückzufinden.

Höre auf deinen Körper

Feste Pläne können den individuellen Anforderungen einzelner Menschen nicht gerecht werden und sollten daher nach eigenem Ermessen angepasst werden. Höre deinem Körper zu und reagiere entsprechend. Bist Du extrem müde und demotiviert? Fahre die Trainingsintensität etwas zurück und achte mehr auf deine Regeneration. Die Trainingspläne sind lediglich ein Gerüst, an dem Du dich orientieren kannst – im Zweifelsfall folge aber lieber deiner Intuition, denn sie basiert auf deinem gesamten Erfahrungsschatzes und der Weisheit deines Unterbewusstseins.
Aber vergesse bei alledem auch nicht, dass Training anstrengend sein muss und der innere Schweinehund nur allzu gern zurück in die Komfortzone möchte. Mit etwas Erfahrung wirst Du zwischen echten körperlichen Signalen und denen des Schweinehunds zu unterscheiden lernen. Ich weiß, ich sage allzu oft, dass dies und jenes *mit der Zeit* klappen wird, aber es ist auch schlicht und einfach die Wahrheit und das ist auch der Grund dafür, dass dieses Buch auf ein Jahr und nicht wie sonst üblich auf einen kurzen Zeitraum von beispielsweise 6-8 Wochen ausgelegt ist. Entwicklung, egal ob körperlich oder geistig, erfordert immer Zeit. Daher ist Geduld aus meiner Sicht auch eine der wichtigsten Tugenden, die es zu lernen gilt.

11.4 Einen Gang runterschalten

Wer es bis hierhin geschafft hat, sollte mit dem Basis-Trainingsplan eigentlich nicht überfordert sein. Solltest Du dich dennoch überfordert fühlen, dann prüfe ob Du deine Sätze tatsächlich nach dem Koordinationsversagen abbrichst, oder ob Du nicht vielleicht doch bis zum Muskelversagen gehst, also soweit, dass wirklich gar nichts mehr geht. Beende einen Satz immer dann, wenn keine weitere Wiederholung mehr mit sauberer Technik möglich ist.

Darüber hinaus solltest Du einen kritischen Blick auf deinen Lebensstil werfen. Es stellt sich nämlich nicht nur die Frage, wie sich das Training auf das restliche Leben auswirkt, sondern eben auch wie sich das restliche Leben, welches einen deutlichen größeren Zeitraum einnimmt, auf das Training auswirkt. Sitzt Du viel rum, möglicherweise noch in schlechter Haltung? Wie sieht es mit der Ernährung aus? Wirklich naturbelassen und nährstoffreich? Nimmst Du vielleicht nicht genügend Kalorien zu dir? Was ist mit deinem Job oder der Schule/Uni? Bist Du stark gestresst, fühlst dich manchmal mit der Arbeit überfordert? Meditierst Du regelmäßig? Versuchst Du gelassen gegenüber Dingen zu sein, die sich außerhalb deines Einflussbereiches befinden? Schläfst Du genügend? Das sind alles Faktoren, die einen großen Einfluss auf deine Trainingsleistung bzw. Regenerationsfähigkeit haben. Wer gute Erfolge erzielen will, muss sein Leben über das Training hinaus anpassen. Das Gute dabei ist aber, dass so ziemlich alles was Du unternimmst, um im Training mehr Leistung erbringen zu können, in der einen oder anderen Art auch dein restliches Leben zum positiven beeinflussen wird. Als Beispiel fördert eine saubere Ernährung deine Trainingsleistung aber eben auch deine Konzentrations- und Leistungsfähigkeit im Job sowie Gesundheit und Wohlbefinden. Ausreichend Schlaf und Meditationen haben ähnliche Auswirkungen. Daher versuche möglichst das produktive, entwicklungsorientierte Fundament körperlichen Trainings auf dein gesamtes Leben zu übertragen. Du wirst dich zu einem vollkommen neuen Menschen entwickeln.

11.5 Ernährung

Die Ernährung wird wie in der vorangegangenen Phase im Stile des Intermittent Fasting gestaltet. Allerdings ist die Trainingsbelastung durch hochfrequente Einheiten stark gestiegen, sodass dem mittels einer angepassten Kohlenhydratzufuhr Rechnung getragen werden muss. Hierfür lohnt sich die Durchführung eines sogenannten Carb-Cyclings. Dabei wird die Kohlenhydratzufuhr zyklisch verändert, um optimal an die jeweiligen Trainingseinheiten angepasst werden zu können.

Das Training gliedert sich in drei verschiedene Trainingstage gefolgt von einem Pausentag (oder mehreren Pausentagen). Der erste Trainingstag (Workout A) ist derjenige, mit der größten Gewichtsbelastung. Für die vergleichsweise hohe Kraftanforderung ist eine erhöhte Kohlenhydratzufuhr sinnvoll, um einerseits die Energie zur Bewältigung hoher Widerstande zu haben und andererseits möglichst schnell regenerieren zu können, um auch an den darauf folgenden Trainingstagen fit zu sein. Die Tage, an denen Workout A absolviert wird, sind also zugleich auch die kohlenhydratreichsten Tage.

Am zweiten Trainingstag (Workout B) sinkt die Gewichtsbelastung etwas, dafür steigt die Stoffwechselbelastung. Hier wird eine moderate Menge an Kohlenhydraten benötigt.

Der dritte Trainingstag (Workout C) ist von der Gewichtsbelastung her am einfachsten, sodass hier eine geringe Menge an Kohlenhydraten ausreicht, um ordentlich trainieren zu können.

Pausentage enthalten keine Trainingseinheiten und sind daher die kohlenhydratärmsten Tage.

Intuition vs. Planung

Bestimmt fragst Du dich jetzt, wieviel Kohlenhydrate du genau an den einzelnen Trainingstagen zuführen sollst. Doch eine genaue Angabe kann ich dir nicht geben, denn das wäre alles anderes als nachhaltig – Ernährung muss langfristig intuitiv reguliert werden. Sorry, dass ich das immer wieder sage, aber ich kenne das Bedürfnis vieler Menschen nach möglichst detaillierten Vorgaben und die machen hier einfach keinen Sinn.
Ich bin mir darüber im Klaren, dass „intuitiv" handeln nicht unbedingt das ist, was die meisten Leser lesen wollen. Doch gerade bei der Ernährung gibt es einfach keinen besseren Weg, seine Ziele zu erreichen und zu erhalten. Davon abgesehen ist das gesamte Programm dieses Buches ein Entwicklungsprozess, der auch den Charakter, allen voran Selbstständigkeit, fördern und entwickeln soll – oberflächliche Pläne überlasse

ich den Magazinen. Langfristig gibt es wenig, was die Entwicklung mehr hemmt, als die Abhängigkeit von den Anweisungen anderer. Entwicklung ist ein dynamischer Prozess und Du bist der Steuermann. Anfangs mögen Vorgaben noch notwendig sein, um Erfahrungen zu sammeln, den Körper besser kennen zu lernen und die Intuition zu schulen. Mit der Zeit sollte allerdings jeder Athlet lernen, seinen Trainings- und Ernährungsalltag rein intuitiv zu steuern. Daher mache dir keine großen Gedanken darüber, wieviel Kohlenhydrate Du genau zuführen sollst. Versuche einfach die entsprechende Relation zwischen den einzelnen Trainings- und Pausentagen herzustellen. Das heißt nimm bei Workout A die meisten Kohlenhydrate zu dir. Hier sollte beinahe jede Mahlzeit eine hochwertige Kohlenhydratquelle (Süßkartoffeln, Brauner Reis, Haferflocken, Obst) enthalten. Reduziere die Kohlenhydratmenge an Workout B Trainingstagen. Reduziere die Kohlenhydratmenge weiter an Workout C Trainingstagen. Und reduziere sie schlussendlich nochmals an Pausentagen.

Im Gegenzug zur Reduktion der Kohlenhydrate kannst und solltest Du wie bereits aus Phase III („Hochintensiver Fettabbau") bekannt die Protein- und Gemüsezufuhr erhöhen. Wenn Du nicht abnimmst, das heißt weder Waage noch Spiegel einen Fettabbau anzeigen, dann reduziere die zugeführte Energiemenge (speziell die Kohlenhydrate) etwas – solange, bis der Fettabbau in Gang gesetzt wird.

Supplementation

Die Supplementationsempfehlung meinerseits für Trainings- und Pausentage bleibt exakt die gleiche, wie in den beiden vorangegangenen Phasen. Mit einer Ausnahme: Solltest Du dich dazu entschlossen haben, einen Gang zuzulegen und morgens eine Cardio Einheit zu absolvieren, so empfehle ich den Verzehr von 10g BCAAs vor sowie einem Whey Shake nach dieser Einheit. Wer gar eine längere Cardio-Aktivität absolviert, der kann zudem davor noch eine Banane essen – das gilt allerdings nur für wirklich intensive Aktivitäten. Je härter Du trainierst, desto mehr Kalorien, speziell Kohlenhydrate, solltest Du auch zu dir nehmen, um deine Leistungsfähigkeit beizubehalten.

Ein beispielhafter Ernährungsplan für einen Trainingstag mit Cardio könnte dann wie folgt aussehen:

Uhrzeit	Lebensmittel
7:00 Uhr	10g BCAAs, (optional bei länger andauernder intensiver Belastung) 1 Banane
7:10 – 7:25 Uhr	(Cardio)
7:30 Uhr	30g Whey Protein
13:00 Uhr	Rührei mit Spinat, dazu gemischter Salat, (im Winter) ca. 1000 IE Vitamin D, 1g Beta-Alanin
16:00 Uhr	Kabeljau, gemischtes Gemüse, Nüsse
17:10 Uhr	30g Whey Protein, 1g Beta-Alanin
17:30 – 18:30 Uhr	(Training)
18:30 Uhr	30g Whey Protein, 1 Banane, Handvoll Beerenobst, 3-5g Creatin Monohydrat, 10g L-Glutamin, 1g Beta-Alanin
19:00 Uhr	kleiner Salat mit Nüssen und etwas Obst
20:30 Uhr	Paprikaschoten gefüllt mit Rinderhackfleisch, dazu Brauner Reis, (im Winter) ca. 1000 IE Vitamin D, 1g Beta-Alanin

11.6 Wichtige Erkenntnisse

- Krafttraining beschleunigt den Stoffwechsel für mehrere Stunden (bis zu 48) nach dem Training.
- Eine hohe Trainingsfrequenz erhöht daher immer weiter den täglichen Energieverbrauch, was Fettpolster in Rekordzeit schmelzen lässt.
- Zudem sorgt eine hohe Trainingsfrequenz dafür, dass die Muskulatur bestmöglich erhalten – gegebenenfalls sogar vergrößert – wird
- Die Trainingshäufigkeit und -intensität sollte intuitiv auf Grundlage des Körper-Feedbacks reguliert werden
- Trainingseinheiten mit schwerem Gewicht erfordern eine höhere Kohlenhydratzufuhr
- Trainingseinheiten mit leichterem Gewicht erfordern eine niedrigere Kohlenhydratzufuhr

12 Phase VII: Muskelaufbau auf der Überholspur (56 Tage)

Bis hierhin hast Du vermutlich schon einiges an Muskelmasse auf- und Fett abgebaut. Du hast deine Regenerationsfähigkeit verbessert, dich mit intensiven Trainingsprogrammen vertraut gemacht und bist deutlich stärker geworden. Das alles hat dich ideal auf das nun folgende finale Muskelaufbauprogramm vorbereitet, welches dir einiges abverlangen und deine Muskeln in Rekordzeit zum Wachsen bringen wird. Das Programm besteht aus zwei vierwöchigen Zyklen, die hintereinander durchgeführt werden. Ein vierwöchiger Zyklus setzt sich aus drei Wochen Training gefolgt von einer Regenerationswoche, welche notwendig ist, um das Zentralnervensystem regenerieren und Muskelmasse aufbauen zu können, zusammen.

Eine Trainingswoche erhält drei Trainingstage und ein Trainingstag besteht aus 2 Trainingseinheiten. Die eine Einheit findet morgens, die andere nachmittags oder abends statt. Die Trainingseinheiten selbst werden relativ kurz sein, so dass der Zeitaufwand im Rahmen bleibt. Wer es dennoch nicht schafft, zweimal an einem Tag trainieren zu gehen, für den gibt es einen 12-wöchigen Alternativplan, der etwas weniger fordernd und effektiv ist, dafür aber auch maximal eine Trainingseinheit pro Tag enthält. Wenn das auch nichts für dich ist, kannst Du natürlich stattdessen auch den Muskelaufbauplan aus Phase IV wiederholen.

12.1 Training

Mo	Di	Mi	Do	Fr	Sa	So
			Woche 1			
A	Pause	B	Pause	A	Pause	Pause
			Woche 2			
B	Pause	A	Pause	B	Pause	Pause
			Woche 3			
A	Pause	B	Pause	A	Pause	Pause
			Woche 4			
WO X*	Pause	WO X*	Pause	WO X*	Pause	Pause
			Woche 5			
B	Pause	A	Pause	B	Pause	Pause
			Woche 6			
A	Pause	B	Pause	A	Pause	Pause
			Woche 7			
B	Pause	A	Pause	B	Pause	Pause
			Woche 8			
WO X*	Pause	WO X*	Pause	WO X*	Pause	Pause

*Workout X ist das Pausenwochenworkout, welches in Kapitel 12.2 vorgestellt wird.

Die Trainingseinheit am Morgen wird mit schweren Gewicht und vergleichsweise längeren Pausen durchgeführt, um einen besonders hohen mechanischen Stress auszuüben, ohne dabei großartig den Stoffwechsel zu belasten. Diese Einheit sorgt dafür, dass in der Nachmittagseinheit größere Gewichte als üblich verwendet werden können. Die Nachmittagseinheit dient dann dem Setzen von Wachstumsreizen. Hier kommt eine ausgewogene Mischung aus mechanischem und metabolischem Stress zum Einsatz, was hervorragend mit der Clustertechnik realisiert werden kann.

Trainingstag A

Workout am Morgen

Übung	Sätze	Wiederholungen	Pause
Kreuzheben	5	3	2 min
Klassisches Drücken	5	3	2 min
Klimmzüge (breiter Obergriff*)	5	3	2 min

*Handflächen zeigen vom Körper weg

Wähle ein Gewicht, mit dem 4-5 Wiederholungen möglich wären.

Workout am Nachmittag

Übung	Clusterzahl	Clustergröße	Pause
Sumo-Kreuzheben	4-5	3-5	10-30 sek
Dips	4-5	3-5	10-30 sek
Klimmzüge (schulterweiter Untergriff)*	4-5	3-5	10-30 sek
Ergänzungstraining (10 min)			

*Handflächen zeigen zum Körper

Die Clustertechnik wurde in Kapitel 11.2.1. eingehend erläutert. Nutze Gewichte, mit denen Du etwa 5-10 Wiederholungen hintereinander schaffen könntest.

Trainingstag B

Workout am Morgen

Übung	Sätze	Wiederholungen	Pause
Kniebeugen	5	3	2 min
Bankdrücken	5	3	2 min
Vorgebeutes Langhantelrudern	5	3	2 min

Workout am Nachmittag

Übung	Clusterzahl	Clustergröße	Pause
Frontkniebeugen	4-5	3-5	10-30 sek
Schrägbankdrücken	4-5	3-5	10-30 sek
Vorgebeugtes Langhantelrudern (Untergriff*)	4-5	3-5	10-30 sek
Ergänzungstraining (10 min)			

*Handflächen zeigen vom Körper weg

12.2 Die Pausenwochen

In Woche 4 und 8 wird aktiv pausiert. Die Pausenwochen beinhalten jeweils drei Trainingstage, an denen ein leichtes Ganzkörperworkout mit vielen Wiederholungen durchgeführt wird. Dadurch werden die Muskeln mit Blut vollgepumpt, was nichts anderes bedeutet, als dass verstärkt Nährstoffe zu den Muskeln gelangen. In den Pausenwochen wird der Muskelaufbau erst richtig zur Geltung kommen!

Workout X

Übung	Sätze	Wiederholungen	Pause
Kniebeugen	4	20-25	2 min
Bankdrücken	4	20-25	2 min
Vorgebeutes Langhantelrudern	4	20-25	2 min

Workout X wird an den gleichen Tagen absolviert, an denen auch in den Trainingswochentrainiert wurde. Die Sätze sollten mit einem Gewicht absolviert werden, mit dem 25-30 saubere Wiederholungen möglich wären.

12.3 Einen Gang zulegen

Der Plan ist in der Form für die meisten Athleten intensiv genug. Möchtest Du ihn dir dennoch schwieriger gestalten, so empfehle ich, Volumen und Intensität bei den Nachmittagseinheiten zu erhöhen. Hierfür bieten sich Supersätze an.

Beim Clustertraining sind Supersätze mit zwei Gewichtsübungen aufgrund der kurzen Pausen organisatorisch und auch körperlich schwierig. Ich empfehle daher ganz einfache Körpergewichtsübungen als Ergänzung zu den „Hauptübungen". Probiere es mit den folgenden Workouts:

Trainingstag A Workout am Nachmittag (modifiziert)

Übung	Clusterzahl	Clustergröße	Pause
Sumo-Kreuzheben	4-5	3-5	0
Ausfallschritte	4-5	3-5	20-40 sek
Dips	4-5	3-5	0
Liegestütze	4-5	3-5	20-40 sek
Klimmzüge (schulter-weiter Untergriff)*	4-5	3-5	0
Umgekehrtes Körper-gewichtsrudern	4-5	3-5	20-40 sek
Ergänzungstraining (10 min)			

*Handflächen zeigen zum Körper

Trainingstag B Workout am Nachmittag (modifiziert)

Übung	Clusterzahl	Clustergröße	Pause
Frontkniebeugen	4-5	3-5	0
Ausfallschritte	4-5	3-5	20-40 sek
Schrägbankdrücken	4-5	3-5	0
Liegestütze	4-5	3-5	20-40 sek
Vorgebeugtes Lang-hantelrudern (Unter-griff*)	4-5	3-5	0
Umgekehrtes Körper-gewichtsrudern	4-5	3-5	20-40 sek
Ergänzungstraining (10 min)			

*Handflächen zeigen vom Körper weg

12.4 Einen Gang runterschalten

Hier kann ich leider nur wiederholen, was ich schon in Kapitel 11.4 (Phase VI) gesagt habe. Wenn Du es soweit geschafft hast und dich dennoch mit diesem Plan überfordert fühlst, dann machst Du höchstwahrscheinlich irgendetwas außerhalb des Trainings falsch. Überprüfe deinen Lebensstil und finde mögliche Ursachen für Leistungseinbußen.

Beim Fettabbau ist der häufigste Fehler, nämlich zu wenige Kalorien zuzuführen, vielen bereits bekannt. Aber etwas weniger bekannt ist der nicht weniger häufig vorkommende Fehler, im Muskelaufbau zu wenige Kalorien zuzuführen. Auch auf die Gefahr hin, mich zu wiederholen: Wer große Mengen an Muskelmasse aufbauen möchte, muss entsprechend essen. Es erfordert einfach viel Energie, um auch nur ein Kilogramm Muskelmasse aufzubauen und der Körper wird das nur dann schnell bewerkstelligen, wenn auch große Mengen an hochwertiger Energie über die Nahrung zugeführt werden. Achte auf deine Kalorien- und Nährstoffzufuhr, versuche regelmäßig zu meditieren sowie ausreichend Schlaf zu bekommen und bleib locker bei den gängigen Alltagsproblemen.
Sollte das alles nicht helfen, empfehle ich dir die Satzzahl im Vormittagsworkout zu reduzieren. Mache statt 5 nur 3 Sätze pro Übung, um das Volumen etwas zu reduzieren.

12.5 Der Alternativplan

Wer es nicht umsetzen kann, zweimal täglich zu trainieren, muss die Morgen- und Nachmittags-Einheiten auf zwei verschiedene Tage trennen.

Der Plan könnte dann wie folgt aussehen:

Mo	Di	Mi	Do	Fr	Sa	So
			Woche 1			
A,m*	A,a**	B,m	B,a	A,m	A,a	Pause
			Woche 2			
B,m	B,a	A,m	A,a	B,m	B,a	Pause
			Woche 3			
A,m	A,a	B,m	B,a	A,m	A,a	Pause
			Woche 4			
X	Pause	X	Pause	X	Pause	Pause
			Woche 5			
B,m	B,a	A,m	A,a	B,m	B,a	Pause
			Woche 6			
A,m	A,a	B,m	B,a	A,m	A,a	Pause
			Woche 7			
B,m	B,a	A,m	A,a	B,m	B,a	Pause
			Woche 8			
X	Pause	X	Pause	X	Pause	Pause

*Morgeneinheit an Trainingstag A

**Abendeinheit an Trainingstag A

12.5.1 Einen Gang runterschalten

Wenn dir der genannte Alternativplan zu intensiv ist, kannst Du entweder wie schon beim Ursprungsplan die Satzzahl der „Morgeneinheit" von 5 auf 3 reduzieren oder einzelne Pausentage einfügen und dafür die Pausenwochen streichen sowie den Plan auf 12 Wochen ausdehnen. Der Plan würde dann folgendermaßen aussehen:

Mo	Di	Mi	Do	Fr	Sa	So
			Woche 1			
A,m*	A,a**	Pause	B,m	B,a	Pause	A,m
			Woche 2			
A,a	Pause	B,m	B,a	Pause	A,m	A,a
			Woche 3			
Pause	B,m	B,a	Pause	A,m	A,a	Pause
			Woche 4			
B,m	B,a	Pause	A,m	A,a	Pause	B,m
			Woche 5			
B,a	Pause	A,m	A,a	Pause	B,m	B,a
			Woche 6			
Pause	A,m	A,a	Pause	B,m	B,a	Pause
			Woche 7			
A,m	A,a	Pause	B,m	B,a	Pause	A,m
			Woche 8			
A,a	Pause	B,m	B,a	Pause	A,m	A,a
			Woche 9			
Pause	B,m	B,a	Pause	A,m	A,a	Pause
			Woche 10			
B,m	B,a	Pause	A,m	A,a	Pause	B,m
			Woche 11			
B,a	Pause	A,m	A,a	Pause	B,m	B,a
			Woche 12			
Pause	A,m	A,a	Pause	B,m	B,a	Pause

*Morgeneinheit von Trainingstag A

**Abendeinheit von Trainingstag A

12.6 Ernährung

Prinzipiell bleibt die Ernährung wie beim Muskelaufbauprogramm in Phase IV. Da nun allerdings zwei Workouts an einem Tag absolviert werden, gibt es an den Trainingstagen auch zwei Pre- und Post-Workout Fenster. Der Kohlenhydratkonsum wird daher an den Trainingstagen deutlich höher sein. Allerdings gibt es auch vier Pausentage pro Woche, welche im Gegenzug kohlenhydratärmer bzw. fettreicher gestaltet werden, sodass der Kohlenhydratkonsum insgesamt im Rahmen bleibt, mit dem Ziel den Fettaufbau zu minimieren.

Ich möchte an dieser Stelle nochmals darauf hinweisen, dass *keine* Muskelmasse aufgebaut werden kann, wenn nicht genügend Kalorien zugeführt werden. Der Trainingsplan ist extrem fordernd, weshalb der Körper unbedingt mit genügend Nährstoffen und Energie versorgt werden muss, um das Potenzial der Workouts vollständig ausnutzen zu können. Andernfalls gibt es nicht nur beim Muskelaufbau Einschränkungen, sondern auch beim Wohlbefinden und der Gesundheit. Nicht genügend Nährstoffe und Energie zuzuführen, kann bei dieser Art von Training dazu führen, dass der Körper nicht ausreichend regenerieren kann, Verletzungen auftreten und das Immunsystem geschwächt wird. Wer hart arbeitet, muss sich entsprechend ernähren – ohne Mampf kein Dampf!

Dein Supplementationsplan in Phase VII auf einem Blick

Trainingstage

Zum Frühstück	(im Winter) ca. 1000 IE Vitamin D
15- 30 min vor dem 1. Workout	30g Whey Protein, 1g Beta-Alanin
Direkt nach dem 1. Workout	30g Whey Protein, 3g Creatin Monohydrat, 1g Beta-Alanin, 5g L-Glutamin, 5g BCAAs
15-30 min vor dem 2. Workout	30g Whey Protein, 1g Beta-Alanin
Direkt nach dem 2. Workout	30g Whey Protein, 2g Creatin Monohydrat, 1g Beta-Alanin, 5g L-Glutamin, 5g BCAAs
Zum Abendessen	(im Winter) ca. 1000 IE Vitamin D

Trainingstage (Alternativplan)

Zum Frühstück	(im Winter) ca. 1000 IE Vitamin D, 1g Beta-Alanin
Zum Mittagessen	1g Beta-Alanin
15-30 min vor dem Workout	30g Whey Protein), 1g Beta-Alanin
Direkt nach dem Workout	30g Whey Protein, 5g Creatin Monohydrat, 1g Beta-Alanin, 10g L-Glutamin, 10g BCAAs
Direkt nach dem Workout	(im Winter) ca. 1000 IE Vitamin D

Pausentage

Zum Frühstück	(im Winter) ca. 1000 IE Vitamin D, 1g Beta-Alanin, 5g Creatin Monohydrat
Zum Mittagessen	1g Beta-Alanin
Zum Snack	1g Beta-Alanin
Zum Abendessen	(im Winter) ca. 1000 IE Vitamin D, 1g Beta-Alanin

12.7 Wichtige Erkenntnisse

- Eine Krafteinheit am Morgen sorgt dafür, dass bei der Hypertrophie-Einheit (Muskelaufbau) am Nachmittag größere Gewichte bewegt und damit größere Wachstumsreize gesetzt werden können
- [Randnotiz] Dahinter steckt ein einfacher Trick: Extrem hohe Gewichte lassen niedrigere Gewichte deutlich leichter erscheinen, sodass man mehr Gewicht bewältigen kann, wenn vor einem normalen Satz ein paar Wiederholungen mit deutlich größerem Gewicht durchführt – z.B. kann man vor einem Satz Kniebeuge mit 80kg ein paar Wiederholungen Teil-Kniebeugen (nur die letzten 10% der Bewegung) mit 120kg durchführen und dadurch bei den normalen Kniebeugen dann mehr Wiederholungen oder Gewicht bewältigen
- Muskeln wachsen in erster Linie in den Ruhezeiten, sodass gerade beim Muskelaufbau regelmäßige Pausen wichtig sind, um die „Früchte ernten“ zu können
- Fällt die Energiezufuhr über die Nahrung zu gering aus, so werden keine Muskeln aufgebaut. Abgesehen davon steigen Verletzungsrisiko und Krankheitsanfälligkeit

13 Phase VIII: Hardcore Fettabbau – die letzten Pfunde zum messerscharfen Sixpack (57 Tage)

Phase VIII ist die letzte Phase des 365-Tage Programmes und zugleich die anspruchsvollste. Das langfristige Ziel dieses Buches ist, neben den ästhetischen Gesichtspunkten, dass Du nach dem einen Jahr weitestgehend unabhängig von Trainingsplänen bist und dir dein Training intuitiv selbst zusammenstellen kannst. Diese letzte Phase ist daher der finale Schritt, um dir die nötigen Erfahrungswerte zu vermitteln. Sie ist weniger ein Trainingsplan als eine Ansammlung von Workouts, die Du nach eigenem Ermessen durchführen kannst.

Das Konzept dahinter ist dem des Crossfits ähnlich. Crossfit ist einer der größten Fitnesstrends der letzten Jahre und obwohl ich einige Kritikpunkte äußern könnte, die mich persönlich davon abhalten, ein „Crossfitter" zu werden, gibt es auch viele positive Aspekte, die wir uns zu Nutze machen können. Klassisches Crossfit ist zwar definitiv ungeeignet, um effektiv Muskelmasse aufzubauen, aber es ist perfekt, um Fett abzubauen. Es geht bei allen Workouts entweder darum, so schnell wie möglich fertig zu sein oder so viel wie möglich in einer bestimmten Zeit zu schaffen – was unweigerlich mit der starken Beschleunigung des Stoffwechsels und daher effektivem Fettabbau einhergeht. Wird diese Strategie nun noch mit normalem Krafttraining kombiniert, so bleibt die Muskelmasse erhalten während Kraftzuwächse erzielt werden und das Fett schmilzt.

Zu diesem Zweck beinhaltet dieses Kapitel insgesamt 32 Workouts, welche dich mit unterschiedlichen Trainingsmethoden vertraut machen sollen. Sie sind deine Spielwiese, auf der Du Erfahrungen sammeln kannst, um später nach deinen Lieblingsmethoden zu trainieren. Die Workouts sind in drei verschiedene Kategorien unterteilt: Kraft-Masse-Workouts, Stoffwechsel-Workouts und Hybrid-Workouts.

Bei den Kraft-Masse-Workouts geht es vorrangig um das bewegte Gewicht und weniger um die Stoffwechselaktivität. Die Stoffwechsel-Workouts wiederum sollten vorrangig – wie der Name schon sagt – den Stoffwechsel beschleunigen. Hybrid-Workouts sind eine Kombination aus beidem und daher von Natur aus besonders intensiv aber auch effektiv.

Wie bereits erwähnt gebe ich dir keinen richtigen Trainingsplan. Ich sage dir nicht, wann, was oder wie oft Du trainieren sollst. Suche dir aus jeder Kategorie am besten ein paar Workouts, die dein Interesse wecken, und wechsle sie je nach Tagesform ab. Selbstverständlich kannst Du auch eigene Workouts nutzen oder die der vorangegangen Phasen einbinden. Ebenso kannst Du dich nebenbei anderen Sportarten widmen. Die komplette Trainingsgestaltung liegt fest in deiner Hand. Du kannst täglich oder mehrmals täglich trainieren – oder auch nur 3-4mal pro Woche. Schlussendlich wirst Du die Erfolge ernten, die Du dir mit deinem Einsatz verdient hast. Phase VIII dauert 57 Tage, also jede Menge Zeit, deine Grenzen zu überwinden. Du kannst natürlich ganz locker an die Sache heran gehen und eher wenig erreichen oder aber Du holst nochmal alles aus dir heraus und verpasst deinem Körper den letzten Feinschliff. In jedem Fall wird dein Charakter, deine mentale Stärke, enorm davon profitieren, wenn Du dich selbst zu Höchstleistungen herausforderst.

In diesem Sinne ist diese letzte Phase auch eine Art Charaktertest. Es ist vergleichsweise leicht, sich einem vorgegebenen Plan unterzuordnen und das Programm abzuspulen. Deutlich schwieriger ist es, *freiwillig* Höchstleistungen zu erbringen. Das Ganze ist vergleichbar mit dem Besuch der Schule. Dort bekommt man alles vorgegeben. Es gibt Hausaufgaben, die erledigt werden müssen, und Tests/Klausuren, auf die es sich (mehr oder weniger) vorzubereiten gilt. Die Anwesenheit im Unterricht ist Pflicht. Der gesamte Rahmen ist ziemlich starr. Nach der Schule hört dieses Pflichtprogramm auf. Nun kann selbst entschieden werden, was als nächstes getan wird. In der Regel setzt sich die Ausbildung noch eine Weile fort, entweder als Student oder Azubi, aber schlussendlich kommt der Punkt, an dem die Ausbildungsstätte endgültig verlassen und das Berufsleben betreten wird. Das ist bei vielen Menschen der Punkt, wo sie aufhören zu lernen. Wenn sie nicht mehr dazu gezwungen werden, hören sie auf, denn der Wille ist zu schwach. Diejenigen, die wirklich etwas erreichen und die Welt prägen, lernen weiter. Sie finden die Motivation in ihrem Inneren und hören nicht auf zu wachsen. Sie haben Disziplin und Willenskraft. Ganz ähnlich ist es beim Training. Jetzt stellt sich heraus, ob Du charakterstark genug bist, den Weg des Widerstandes weiter zu gehen.

13.1 Die Workouts

13.1.1 Kraft-Masse-Workouts

5x5 Kraft I

Übung	Sätze	Wiederholungen	Pause
Kniebeugen	5	5	Variabel
Bankdrücken	5	5	Variabel
Vorgebeugtes Langhantelrudern	5	5	Variabel
Ergänzungstraining (10 min)			

5x5 Kraft II

Übung	Sätze	Wiederholungen	Pause
Kreuzheben	5	5	Variabel
Dips	5	5	Variabel
Klimmzüge	5	5	Variabel
Ergänzungstraining (10 min)			

Maximale Kraft

Übung	Sätze	Wiederholungen	Pause
Kniebeugen	1	1	5 min
Klimmzüge	1	1	5 min
Klassisches Drücken	1	1	5 min
Kreuzheben	1	1	5 min

Bei diesem Workout sollst Du das maximale Gewicht verwenden, mit dem jeweils nur eine einzige Wiederholung möglich ist. Es ist klug, sich dem progressiv anzunähern, also vor dem eigentlichen Maximalkraft-Satz mehrere Sätze mit geringeren Gewichten zu absolvieren. Auf diese Weise kannst Du dich an dein eigentliches Gewicht herantasten. Das Workout dient vor allem der Konditionierung des ZNS. Wenn Du richtig schwere (hier die schwerstmöglichen) Gewichte bewegst, fallen dir danach deine gewöhnlichen Trainingsgewichte wesentlich leichter.

Es ist bei dieser Trainingseinheit besonders ratsam, für Sicherheit zu sorgen. Entweder mit Sicherungsstangen oder ein bis zwei fähigen Partnern, die notfalls eingreifen können. Solltest Du keine ordentlichen Sicherungsmöglichkeiten haben, empfehle ich dir das maximale Gewicht lieber nicht ganz auszureizen und stattdessen 3-5kg weniger aufzulegen oder aber gänzlich von diesem Workout Abstand zu nehmen.

Supersätze

Übung	Sätze	Wiederholungen	Pause
Kniebeugen	3	6-8	0
Ausfallschritte	3	12-15	2 min
Dips	3	6-8	0
Liegestütze	3	12-15	2 min
Klimmzüge	3	6-8	0
Umgekehrtes Körpergewichtsrudern	3	12-15	2 min

Führe die Supersätze gruppenweise durch, das heißt zuerst jeweils die drei Sätze bestehend aus Kniebeugen und Ausfallschritten und erst danach den zweiten Supersatzkomplex bestehend aus Dips und Liegestützen. Beginne bei den zweiten Übungen eines Supersatzes (Ausfallschritte, Liegestütze und umgekehrtes Körpergewichtsrudern) zunächst mit dem eigenen Körpergewicht. Nach und nach kannst Du Zusatzgewichte verwenden, wenn der Widerstand des Körpergewichtes zu gering wird.

Oberkörper-Leiter

Führe *Klimmzüge und Dips* im Leiterstil durch. Dabei beginnst Du mit einer Wiederholung, pausierst für 10 Sekunden und fährst dann mit zwei Wiederholungen gefolgt von 20 Sekunden Pause fort. Die Wiederholungen und Pausen werden so lange erhöht, bis Du die geforderte Wiederholungszahl nicht mehr schaffst. Daran schließt sich ein Satz mit der maximal möglichen Wiederholungszahl an. Dazu ein Beispiel:

1 Klimmzug, 10 Sekunden Pause
2 Klimmzüge, 20 Sekunden Pause
3 Klimmzüge, 30 Sekunden Pause
4 Klimmzüge, 40 Sekunden Pause
5 Klimmzüge, 50 Sekunden Pause
6 Klimmzüge, 60 Sekunden Pause
7 Klimmzüge, 70 Sekunden Pause
8 Klimmzüge, 80 Sekunden Pause
9 Klimmzüge, 90 Sekunden Pause
7 Klimmzüge, 70 Sekunden Pause,
max. Klimmzüge

In diesem Beispiel hätte der Athlet im 10. Satz 10 Klimmzüge machen müssen, schaffte allerdings lediglich 7 Klimmzüge. Nun pausiert er für 70 Sekunden und führt dann einen Satz mit der maximal möglichen Anzahl an Klimmzügen durch. Danach pausiert er einige Minuten und wiederholt das Spiel mit Dips.

Cluster-Power I

Übung	Clusterzahl	Clustergröße	Pause
Kreuzheben	3-4	1-3	20-40 sek
Bankdrücken	3-4	1-3	20-40 sek
Klimmzüge	3-4	1-3	20-40 sek
Ergänzungstraining (10 min)			

Cluster-Power II

Übung	Clusterzahl	Clustergröße	Pause
Frontkniebeugen	4-5	3-5	10-30 sek
Dips	4-5	3-5	10-30 sek
Vorgebeugtes Langhantelrudern	4-5	3-5	10-30 sek
Ergänzungstraining (10 min)			

Functional-Cluster-Power

Übung	Clusterzahl	Clustergröße	Pause
Überkopfkniebeugen	4-6	4-6	10-30 sek
Klassisches Drücken	4-6	4-6	10-30 sek
Rumänisches Kreuzheben	4-6	4-6	10-30 sek
Ergänzungstraining (10 min)			

5/3/1 Kraft

Übung	Sätze	Wiederholungen	Pause
Kreuzheben	3	5/3/1	3 min
Bankdrücken	3	5/3/1	3 min
Klimmzüge	3	5/3/1	3 min
Ergänzungstraining (10 min)			

Beginne mit einem Gewicht, welches Du für maximal 6 Wiederholungen bewältigen kannst. Erhöhe es mit jedem Satz um 5-10 % - so, dass Du die angegebene Wiederholungszahl schaffst, ohne Muskelversagen zu erreichen.

Pyramiden-Routine

Übung	Sätze	Wiederholungen	Pause
Kniebeugen	5	3/5/8/12/15	60 sek
Klassisches Drücken	5	3/5/8/12/15	60 sek
Vorgebeugtes Langhantelrudern	5	3/5/8/12/15	60 sek
Ergänzungstraining (10 min)			

Beginne mit einem Gewicht, welches Du für 3-4 Wiederholungen bewältigen kannst und reduziere mit jedem Satz die Last um 5-10% - sodass Du gerade noch auf die angegebene Wiederholungszahl kommst, ohne Muskelversagen zu erreichen.

13.1.2 Stoffwechsel-Workouts

Skaliere alle Workouts entsprechend deiner Fähigkeiten. Wenn dir ein Workout zu anstrengend ist, dann reduziere Parameter wie Wiederholungszahl, Distanz, Gewicht oder verlängere die Pausen. Umgekehrt kannst Du alle Parameter natürlich auch erhöhen, sollte die Belastung zu niedrig sein.

Get-up-Challenge

Eines der einfachsten und zugleich effektivsten Stoffwechsel-Workouts überhaupt. Du kannst es überall durchführen und wirst es vermutlich nirgends lieb haben, aber es wird deinen Stoffwechsel auf Touren bringen. Es ist ganz einfach: Lege dich auf den Rücken und stehe sofort wieder auf – das Ganze für insgesamt 7 Minuten. Also 7 Minuten aufstehen und hinlegen, aufstehen und hinlegen. Viel Spaß!

Türkisches Aufstehen

Übung	Gesamtzeit	Wiederholungen	Pause
Türkisches Aufstehen	10 min	5 pro Seite	0
Liegestütze		10	Unbestimmt

Absolviere so viele Durchgänge wie möglich in 10 Minuten. Notiere dir die Anzahl und versuche sie beim nächsten Mal zu übertreffen. Für das Türkische Aufstehen empfiehlt sich ein Anfangsgewicht von 6-12kg.

Farmer's Walk

Versuche so schnell wie möglich 150 Meter mit zwei Kurzhanteln in den Händen zurückzulegen. Hier geht es nicht nur darum, so schnell wie möglich zu laufen, sondern auch darum, möglichst große Gewichte zu verwenden. 20kg pro Seite ist ein gutes Einstiegsgewicht. Setze die Hanteln so oft ab, wie gerade nötig.

Farmer's Zirkel

Übung	Durchgänge	Distanz / Zeit	Pause
Farmer's Walk	5	20 m	0
Planke		30 sek	0
Seilspringen		30 sek	1 min

Nutze für den Farmer's Walk abermals möglichst schwere Gewichte und versuche die Distanz so schnell wie möglich zurückzulegen. Auch hier sind 20kg pro Seite ein gutes Einstiegsgewicht.

Hügelsprints

Suche dir einen geeigneten Hügel und führe dort *10 Sprints über 20 Meter* aus. Gehe nach jedem Sprint in gemächlichem Tempo zurück zur Ausgangsposition und sprinte dann erneut (ohne weitere Pause) nach oben.

„Abräumen“

Positioniere Kegel oder andere Markierungen in folgendem Abstand zur „Grundlinie“ (Ausgangsposition):

- 5 Meter
- 10 Meter
- 15 Meter
- 20 Meter
- 25 Meter

Räume die Markierungen ab, das heißt sprinte von der Grundlinie zur ersten Markierung und wieder zurück zur Grundlinie. Sprinte dann direkt zur zweiten Markierung und erneut zurück zur Grundlinie. Fahre so fort, bis Du von der letzten Markierung zurückgesprintet bist. Pausiere für 60 Sekunden und wiederhole den Durchlauf. Führe insgesamt 5 solcher Durchgänge aus.

Sprint-Combo

Übung	Gesamtzeit	Distanz / Wiederholungen
Sprinten	10 Minuten	25 m
Liegestütze		8

Führe abwechselnd 25 Meter Sprints und 8 Liegestütze aus. Versuche so viele Runden wie möglich in 10 Minuten zu schaffen. Notiere die Anzahl der Runden und versuche sie beim nächsten Mal zu übertreffen.

Läufer-Combo

Übung	Distanz / Wiederholungen	Pause
Rennen	200m	0
Liegestütze	10	0
Rennen	400m	0
Liegestütze	10	0
Rennen	600m	0
Liegestütze	10	0
Rennen	800m	0
Liegestütze	10	0
Rennen	1000m	0
Liegestütze	10	0

Durchlaufe die Übungsreihe so schnell wie möglich. Pausiere zwischendurch nicht, reguliere gegebenenfalls das Tempo beim Rennen, um durchhalten zu können. Notiere dir deine Gesamtzeit und versuche sie beim nächsten Mal zu schlagen.

Ruder-Combo

Übung	Wiederholungen	Pause
Rudermaschine	500m	0
Klimmzüge	7	0
Rudermaschine	500m	0
Klimmzüge	7	0
Rudermaschine	500m	0
Klimmzüge	7	0
Rudermaschine	500m	0
Klimmzüge	7	0

Durchlaufe die Reihe so schnell wie möglich und pausiere zwischendurch nicht. Reguliere gegebenenfalls das Tempo beim Rudern, um durchhalten zu können. Notiere dir deine Gesamtzeit und versuche sie beim nächsten Mal zu schlagen.

Sprung-Combo

Übung	Zeit / Wiederholungen	Pause
Seilspringen	30 sek	0
Burpees	10	0
Seilspringen	30 sek	0
Burpees	10	0
Seilspringen	30 sek	0
Burpees	10	0
Seilspringen	30 sek	0
Burpees	10	0
Seilspringen	30 sek	0
Burpees	10	-

Diese Übungsreihe ist ebenso fordernd wie kurz. Führe einfach 30 Sekunden Seilspringen und 10 Burpees im Wechsel aus, bis Du insgesamt 2:30 min lang mit dem Seil gesprungen bist und 50 Burpees absolviert hast. Zwischendurch sollte es im Idealfall keine Pause geben.

13.1.3 Hyrbrid-Workouts

100 Deadlifts

Übung	Sätze	Wiederholungen	Pause
Kreuzheben	Unbestimmt	100	unbestimmt

Wähle ein Gewicht mit dem Du etwa 20 Wiederholungen Kreuzheben schaffst und versuche so schnell wie möglich 100 Wiederholungen durchzuführen. Ganz egal wie viele Wiederholungen ein Satz hat oder wie lange genau Du pausierst. *100 Gesamtwiederholungen so schnell wie möglich.* Stoppe die Zeit und notiere sie dir, um später deinen eigenen Rekord zu schlagen. Das Schema kann auch auf Kniebeugen und andere Grundübungen angewendet werden.

Deadlift-Complex

Übung	Durchgänge	Wiederholungen	Pause
Teil-Kreuzheben	5	5	30 sek
Kreuzheben		5	30 sek
Power-Clean aus dem Hang		10	30 sek

Führe alle Übungen mit der angegebenen Pausenzeit der Reihe nach durch und wiederhole diese Reihe dann solange, bis Du insgesamt 5 Durchgänge absolviert hast.

Beim Teil-Kreuzheben wird lediglich die obere Phase vom Kreuzheben durchgeführt. Die Hantel befindet sich in der Ausgangsposition etwas über Kniehöhe dicht am Körper auf einer Ablage. Von dort aus wird das Gewicht bis in die vollständige Streckung des Körpers gehoben. Der Vorteil dabei ist, dass *deutlich* höhere Gewichte bewegt werden können, was schlussendlich dafür sorgt, dass Du beim normalen Kreuzheben mehr Gewicht bewältigen kannst. Das ist ein höchst effektiver Trick, der die Erfolge maximiert.

Beim Power-Clean aus dem Hang befindet sich die Hantel in der gleichen Ausgangsposition wie beim Teil-Kreuzheben. Der Power-Clean soll sehr schnell und höchst explosiv durchgeführt werden, um den Schnellkraftaufbau zu fördern, die Muskeln mit neuen Reizen zu konfrontieren und den Stoffwechsel anzukurbeln.

10 Minuten Squats

Übung	Sätze	Pause	Zeit
Kniebeugen	Unbestimmt	unbestimmt	10 Minuten

Absolviere so viele Kniebeugen wie möglich in 10 Minuten. Es empfiehlt sich die Wahl eines Gewichtes, mit dem 15-20 Wiederholungen am Stück möglich wären. Notiere dir die Anzahl und versuche sie beim nächsten Mal zu überbieten. Das Schema funktioniert auch für Kreuzheben und andere Grundübungen.

Squat-Complex

Übung	Durchgänge	Wiederholungen	Pause
Teil-Kniebeugen	5	5	30 sek
Kniebeugen		5	30 sek
Viertel-Sprungkniebeugen		10	30 sek

Führe alle Übungen mit der angegebenen Pausenzeit der Reihe nach durch und wiederhole diese Reihe dann solange, bis Du insgesamt 5 Durchgänge absolviert hast.

Bei den Teil-Kniebeugen wird lediglich die obere Phase der Kniebeugen durchgeführt. Die Hantel liegt beim aufrechten Stand ungefähr auf Höhe der unteren Brust – das ist die Ausgangsposition. Von dort aus wird dann das Gewicht bis in die vollständige Streckung des Körpers gebeugt. Wie schon beim Teil-Kreuzheben zielen auch die Teil-Kniebeugen darauf ab, deutlich größere Gewichte als normal zu bewegen.

Die Viertel-Sprungkniebeugen werden mit einer Kurzhantel oder Kettlebell, welche vor dem Körper gehalten wird, absolviert. Dabei geht es um eine möglichst schnelle und explosive Bewegung. Gehe in die Viertel-Beuge und springe dann explosiv so hoch wie möglich. Als Anfangsgewicht empfehlen sich 12-16kg. Es geht um Explosivität und Geschwindigkeit, nicht um die mechanische Belastung.

Swing-Press-Zirkel

Übung	Durchgänge	Wiederholungen	Pause
Kettlebell-Swing	5	10	0
Klassisches Drücken		3	0
Kettlebell-Swing		15	0
Klassisches Drücken		2	0
Kettlebell-Swing		25	0
Klassisches Drücken		1	90 Sekunden

Dieser Zirkel wird dich ordentlich aus der Puste bringen. Er zählt zu meinen absoluten Lieblingsworkouts, weil er zusammen mit dem Swing-Pull-Zirkel hervorragende Resultate für Fettabbau, Kraftaufbau und Leistungssteigerung liefert.

Nutze für das klassische Drücken ein Gewicht, mit dem etwa 6 Wiederholungen möglich sind. Für die Swings empfiehlt sich der Einstieg mit einem Gewicht von 16-20kg bei Männern und 12-16kg bei Frauen. Führe die angegebenen Übungen der Reihe nach durch und pausiere erst nach dem Ende eines Durchgangs für 90 Sekunden – es gibt insgesamt 5 Durchgänge.

Swing-Pull-Zirkel

Übung	Durchgänge	Wiederholungen	Pause
Kettlebell-Swing	5	10	0
Klimmzüge		3	0
Kettlebell-Swing		15	0
Klimmzüge		2	0
Kettlebell-Swing		25	0
Klimmzüge		1	90 Sekunden

Gleiches Spiel wie beim Swing-Press-Zirkel. Nutze bei den Klimmzügen ein Zusatzgewicht, mit dem Du etwa 6 Wiederholungen schaffen könntest.

Ganzkörper-Routine

Übung	Sätze	Wiederholungen	Pause
Kniebeugen	5	5	Variabel
Klimmzüge	Unbestimmt	1	0
Liegestütze	Unbestimmt	1	0

Dieses Workout ist ebenso schlicht wie brutal. Bei den Kniebeugen kommt das bereits bekannte 5x5-System zum Einsatz. Nach den 5 Sätzen Kniebeugen werden Klimmzüge und Liegestütze in Form von Einzelwiederholungen im Rahmen eines Zirkels absolviert. Das heißt 1 Klimmzug direkt gefolgt von einem Liegestütze direkt gefolgt von einem weiteren Klimmzug und so weiter – bis Du keine einzige Wiederholung mehr schaffst. Der Sinn dahinter ist, dass Du jedes Mal auf den Boden und wieder aufstehen musst, was dich ordentlich ins Schwitzen bringen wird.

Ganzkörper-Routine II

Übung	Wiederholungen	Pause	Gesamtzeit
Klimmzüge	5	Unbestimmt	So viele Runden wie möglich in **15 Minuten**
Liegestütze	10	Unbestimmt	
Kniebeuge	15	Unbestimmt	

Ein voller Durchgang besteht aus 5 Klimmzügen, 10 Liegestützen und 15 Kniebeugen – jeweils mit dem eigenen Körpergewicht. Absolviere in 15 Minuten so viele Durchgänge wie möglich. Notiere dir die Anzahl und versuche sie beim nächsten Mal zu übertreffen.

Ganzkörper-Routine III

Übung	Sätze	Wiederholungen	Pause
Frontkniebeugen	Unbestimmt	10	60 sek
Schrägbankdrücken	Unbestimmt	10	60 sek
Vorgebeugtes Langhantelrudern (Untergriff*)	Unbestimmt	10	60 sek

*Handflächen zeigen vom Körper weg

Dieses Workout ist besonders intensiv. Beginne mit der leeren Langhantelstange und führe 10 Wiederholungen durch. Pausiere 60 Sekunden und erhöhe das Gewicht um 10kg. Führe erneut 10 Wiederholungen durch, pausiere für 60 Sekunden und erhöhe das Gewicht abermals um 10kg. Wiederhole diesen Rhythmus solange, bis Du in einem Satz keine 10 Wiederholungen mehr schaffst. Gehe dann über zur nächsten Übung und versuche beim nächsten Mal deinen Rekord an Gesamtwiederholungen pro Übung zu toppen.

Beispiel: Du beginnst mit der leeren Hantelstange (20kg) einen Satz Frontkniebeugen. Nach 10 vollständigen Wiederholungen pausierst Du 60 Sekunden und beginnst dann den nächsten Satz, dieses Mal mit 30kg. Nach 10 Wiederholungen pausierst Du erneut und beginnst dann den nächsten Satz mit 40kg. So erhöhst Du immer weiter das Gewicht, bis Du schlussendlich mit einem Gewicht von beispielsweise 80kg nur noch 6 Wiederholungen geschafft hast. Du notierst dir deine Gesamtwiederholungszahl (hier 66) und gehst über zum Schrägbankdrücken. Beim nächsten Mal versuchst Du mehr als 66 Gesamtwiederholungen Frontkniebeugen zu schaffen.

Ganzkörper-Routine IV

Übung	Sätze	Wiederholungen	Pause
Sumo-Kreuzheben	Unbestimmt	10	60 sek
Dips	Unbestimmt	10	60 sek
Klimmzüge (Untergriff*)	Unbestimmt	10	60 sek

*Handflächen zeigen zum Körper

Gleiche Vorgehensweise wie bei der Ganzkörper-Routine III.

Ganzkörper-Routine V

Übung	Durchgänge	Wiederholungen	Pause
Kniebeugen	5	8	0
Klimmzüge		8	0
Dips		8	0
Rumänisches Kreuzheben		8	2 min

Ein simpler Ganzkörperzirkel zur Beschleunigung des Stoffwechsels. Absolviere alle Übungen der Reihe nach für 8 Wiederholungen und pausiere dann 2 Minuten lang, ehe Du den Zirkel wieder von vorne beginnst. Führe insgesamt 5 solcher Zirkel durch.

German Body Comp

Übung	Durchgänge	Wiederholungen	Pause
Kniebeugen	3	6	0
Ausfallschritte		12	0
Boxensprünge		25	120 sek
Bankdrücken	3	6	0
Dips		12	0
Liegestütze*		25	120 sek
Kreuzheben	3	6	0
Klimmzüge		12	0
Vorgebeugtes Langhantelrudern		25	120 sek

*erhöhe notfalls die Position der Hände (z.B. auf einem Tisch), um den Widerstand zu verringern und auf die angegebene Wiederholungszahl zu kommen

Das ist ein extrem intensives Workout, welches dir physisch und mental einiges abverlangen wird. Hier ist volle Konzentration gefragt, um bei den letzten Wiederholungen nicht mit der Technik zu schlampen. Führe die Übungskomplexe der Reihe nach durch, also erst drei Durchgänge der Kombination Kniebeugen, Ausfallschritte und Boxensprünge gefolgt von drei Durchgängen der Kombination Bankdrücken, Dips und Liegestütze.

Versuche bei jeder Übung nahe ans Koordinationsversagen zu kommen – nutze also gegebenenfalls Zusatzgewichte bei Übungen wie Ausfallschritten oder Liegestützen.

13.2 Ernährung

In den vorangegangenen Phasen hast Du bereits alles Notwendige gelernt, um zu wissen, wie Du dich für den Fettabbau ernähren solltest. Es geht also einzig darum, das alles weiterhin umzusetzen. Welche Ernährungsform Du dabei wählst, bleibt vollkommen dir überlassen. Vielleicht hat dir Fasten besonders viel Spaß gemacht? Dann ernähre dich im Stile des Intermittent Fasting. Oder warst Du sehr überzeugt von den Erfolgen der Low Carb Ernährung? Dann halte dich daran. Du willst häufiger trainieren? Dann erhöhe die Kohlenhydratzufuhr. Oder Du möchtest dir darum überhaupt keine große Platte mehr machen und einfach nur eine gesunde, ausgewogene Ernährung etablieren? Dann vergiss all die Regeln und füge einfach jeder Mahlzeit eine hochwertige Energiequelle (egal ob komplexe Kohlenhydrate oder Fette oder beides), eine Proteinquelle und eine Mikronährstoffquelle (Gemüse, Obst) zu gleichen Teilen hinzu, nutze naturbelassene Zutaten und variiere sie regelmäßig. Ich habe es schon oft gesagt und betone es an dieser Stelle nochmals: Ernährung muss nicht unnötig verkompliziert werden. Sie kann ganz einfach gehalten und zum Selbstläufer werden, ohne dabei die Leistung oder Gesundheit negativ zu beeinflussen. Nutze die Erfahrungen, die Du im Verlaufe der letzten Phasen gesammelt hast.

13.3 Fang an zu spielen

Die schlichte Wahrheit beim Krafttraining ist, dass es keine Rolle spielt, wie sehr Du dich reinhängst, solange Du nicht langfristig am Ball bleibst. Große Erfolge erfordern viel Zeit. Wenn Du glaubst, Du kannst in ein paar Wochen zig Kilogramm Muskelmasse aufbauen, hast Du dich geirrt – egal was irgendein Guru dir versprechen möchte.

Beim Fettabbau ist es nicht anders. Manchmal lese ich von gewissen Programmen, die 10 oder 20 Kilogramm Fettverlust in 4 Wochen versprechen. Um Gottes Willen! So viel Sauerstoff kannst Du in der kurzen Zeit gar nicht einatmen, damit derartige Fettmengen oxidieren könnten.

Was viele Anwender solcher Diäten und Trainingspläne nicht beachten ist die Tatsache, dass Fettverlust nicht gleich Gewichtsverlust ist. Die meisten Crash-Diäten punkten vor allem durch den Verlust von Wasser und Muskelmasse statt nachhaltigem Fettabbau. Fakt ist, Du musst viele Monate oder gar Jahre trainieren, um einen Adonis-Körper zu bekommen. Da führt kein Weg dran vorbei, ganz egal wie sehr Du dir wünschst, alles schon in ein paar Wochen zu erreichen. An dieser Stelle liegt das Hauptproblem vieler Athleten - sie verlieren irgendwann ihre Motivation. Über ein paar Wochen motiviert zu bleiben, ist einfach. Über Monate und Jahre motiviert zu bleiben, ist eine ganz andere Hausnummer. Viele verlieren schon nach wenigen Wochen ihre Lust – die Studios freuen sich über ungenutzte Mitgliedschaften. Was ist also das Geheimnis, um langfristig aktiv zu bleiben? Wie kann man sich über längere Zeiträume hinweg zum Training motivieren?

Klar, Disziplin spielt eine wichtige Rolle, aber man kann sich nicht ewig permanent überwinden. Daher bin ich vollends davon überzeugt, dass Leidenschaft zum Training das A und O ist. Nur mit entsprechender Leidenschaft vermag ein Athlet sowohl kurz- als auch langfristig über sich hinaus zu wachsen und den Widerständen zu trotzen. Er muss das Training lieben lernen! Das geht meiner Meinung nach allerdings nicht, wenn man stets große Opfer dafür erbringen muss. Eine gewisse Opferbereitschaft ist natürlich notwendig, aber allzu schnell sprengt sie den Rahmen und nimmt daher die Motivation.

Hier ist meine Lösung für das Problem: Gehe spielerisch mit dem Training um. Stelle dir Herausforderungen, erfreue dich an deren Bewältigung. Mach aus allem ein Spiel und entfache so die Leidenschaft. Ich habe immer davon geredet, intuitiv zu entscheiden, intuitiv zu trainieren, sich intuitiv zu ernähren – verfluchte Intuition! Das ist nichts Klares, nichts Handfestes und daher auch nicht unbedingt das, was Du vielleicht lesen wolltest. Auch wenn Du möglicherweise noch leise Zweifel an einer intuitiven Trainings- und Ernährungsgestaltung hegst - vielleicht aus Angst, Fehler zu machen, dich zu verletzen, keinen Erfolg zu haben – rate ich dir dringend, es wenigstens einmal auszuprobieren. Es ist natürlich auf dem ersten Blick leichter, stur einem Plan zu folgen. Aber langfristig gesehen führt für viele Menschen meiner Meinung nach einfach kein Weg an intuitiver Entwicklung vorbei. Klar gibt es einige Athleten, die sehr gut über Jahre hinweg mit Trainings- und Ernährungsplänen gelebt haben. Aber die Meisten geben früher oder später auf, eben weil beinahe jeder Plan mit großen Einschränkungen verbunden ist. Wer lernt, Training und Ernährung intuitiv zu steuern, kann sie dynamisch an den Alltag anpassen und spielerisch mit ihnen umgehen. Ich hoffe daher, Du gibst dem Plan zumindest eine Chance und probierst für die 57 Tage von Phase VIII, Training und Ernährung selbstständig zu gestalten. Die einzelnen Workouts wurden so gestaltet, dass sie stets eine möglichst abwechslungsreiche Herausforderung für dich darstellen und Du einen spielerischen Umgang mit ihnen erlernen kannst. Nutze die Chance und lasse deinem Spieltrieb freien Lauf. Finde Spaß daran, Herausforderungen zu meistern – im Training wie auch im Leben.

14 Häufig gestellte Fragen

Es ist kaum möglich, ein Buch zu diesem umfassenden Thema zu schreiben und dabei keine Fragen offen zu lassen. Ich hoffe allerdings das Wichtigste vermittelt zu haben, sodass Du damit ordentlich trainieren kannst. Es ist kein ausgefuchstes Detailwissen notwendig, um seine Körperzusammensetzung grundlegend und umfassend zu verändern. Mit den bewährten und dennoch zum Teil eher unkonventionellen Plänen dieses Buches und einem starken Willen können hervorragende Resultate erzielt werden.

Es ist beim Training und der Ernährung generell zwischen wichtigen und unwichtigen Fragen zu unterscheiden. Ich habe es in der Einleitung schon erwähnt, möchte es hier wiederholen und unterstreichen: **Halte die Dinge einfach und zerdenke nicht alles!**

Gerade Anfänger haben oft tausend und eine Frage, wollen alles genau erklärt haben, verrennen sich dabei jedoch in unnötigen Details und verlieren den Blick für das, was wirklich zählt. Manche Experten machen sich das zu Nutze und erklären einfache Zusammenhänge unnötig detailliert, um sich damit zu profilieren, und blasen dabei unwichtige Details auf, um mehr aus einer Sache zu machen als eigentlich dran ist. Ich bin der Meinung, dass dieses Buch alle wirklich wichtigen Fragen ausreichend beantwortet und einen umsetzbaren Leitfaden für schnelle und nachhaltige Erfolge liefert.

In diesem Kapitel werden spezielle Fragen behandelt, weil sie häufig gestellt werden und durchaus wichtig sind, sodass Du dieses Kapitel definitiv lesen solltest, bevor Du mit dem Training beginnst. Sollten darüber hinaus noch wichtige Fragen offen bleiben, lade ich dich ein, meinen Blog *simply-progress.de* zu besuchen, denn dort gebe ich weiteres Wissen zum Thema Ernährung und Training preis, stelle Bücher und Supplemente vor und teile philosophische Betrachtungen bezüglich

Training und Leben. Zudem kannst Du mir über die dazugehörigen Gruppen in den sozialen Netzwerken oder über meine Email-Adresse *philipp.lehmann@simply-progress.de* offene Fragen stellen sowie Anregungen für Verbesserungen geben. Ich würde mich vor allem darüber freuen, wenn Du mir alle problematischen Stellen, an denen es vielleicht Verständnisprobleme oder Schwierigkeiten bei der Umsetzung gab, mitteilen würdest, damit dieses Buch weiter verbessert werden kann.

14.1 Wie soll ich mich vor dem Training aufwärmen

Das Warm-up besitzt einen sehr hohen Stellenwert, auch wenn es in der Regel nicht unbedingt beliebt ist. Es erscheint zwar wie eine lästige Nebensächlichkeit, doch darf die Notwendigkeit eines ordentlichen Warm-ups niemals unterschätzt werden. Es ist sehr wichtig, um den Körper auf die anschließende Belastung vorzubereiten. Sehnen, Bänder, Gelenke und Muskeln sollten erwärmt werden, bevor sie hohen Belastungen ausgesetzt werden, um Verletzungen zu vermeiden. Darüber hinaus ist das Warm-up wichtig, um den Kopf frei zu bekommen und ihn auf die anstehende Aufgabe zu fokussieren. Krafttraining entfaltet nur durch Begeisterung Wirkung! „You need to put your mind in the muscle" ist ein berühmtes Zitat von Arnold Schwarzenegger und es beschreibt die Grundbedingung für Trainingsfortschritte treffend. Beim Warm-Up muss bereits der Fokus gesetzt und Spannung aufgebaut (dazu später mehr) werden.
Ein gutes Aufwärmprogramm setzt sich aus einer Kombination von Pulsbeschleunigung und Aufwärmsätzen zusammen. Die Pulsbeschleunigung dient dazu, den Körper in den Aktivitätsmodus zu bringen und zu erwärmen.

Dieses kleine Programm eignet sich dafür hervorragend:

1.) 20 Sekunden lang mit beiden Beinen von links nach rechts und wieder zurück springen
2.) 10 Kniebeugen (Körpergewicht)

3.) 20 Sekunden lang mit beiden Beinen von vorne nach hinten und zurück springen
4.) 8 Liegestütze
5.) 20 Sekunden lang mit beiden Beinen diagonal von vorne links nach hinten rechts und zurück springen
6.) 20 Sekunden lang vorwärts Armkreisen (von kleineren Kreisen zu größeren übergehen)
7.) 20 Sekunden lang mit beiden Beinen diagonal von vorne rechts nach hinten links und zurück springen
8.) 20 Sekunden lang rückwärts Armkreisen (von kleineren Kreisen zu größeren übergehen)

Führe ruhig zwei oder drei solcher Zirkel durch, um den Körper auf Betriebstemperaturen zu bringen und die beteiligen Strukturen zu mobilisieren.

Auf die Pulsbeschleunigung folgen Aufwärmsätze. Sie dienen der Gewöhnung an die im Training vorkommenden Bewegungsmuster und dem Aufbau von Spannung. Sie werden mit einem anfangs niedrigen Gewicht, welches nach und nach gesteigert wird, ausgeführt. Dazu zwei Beispiele:

Beispiel 1

Du absolvierst heute ein Ganzkörperworkout. Die erste Übung wird die normale Kniebeuge sein, bei der Du mit 100kg etwa 10 Wiederholungen schaffen möchtest.

Nachdem Du die Pulsbeschleunigung hinter dich gebracht hast, beginnst Du mit den Aufwärmsätzen. Du nimmst zunächst die leere Hantelstange (hier im Beispiel 20kg) und absolvierst damit 5-10 Wiederholungen. Nach einer kurzen Pause führst Du einen erneuten Aufwärmsatz mit der leeren Stange zu 5-10 Wiederholungen durch. Es folgt ein dritter Aufwärmsatz mit der leeren Stange zu 5-10 Wiederholungen. Nun erhöhst Du das Gewicht auf insgesamt 40kg und führst 4-7 Wiederholungen durch. Nach einer weiteren kurzen Pause erhöhst Du das Gewicht auf 60 kg und führst 3-5 Wiederholungen damit durch. Abermals pausierst Du und erhöhst auf 80kg, womit Du dann 2-4 Wiederholungen machst. Nun fühlst Du dich noch nicht ganz bereit für die 100kg, also erhöhst Du zunächst auf 90kg und machst damit noch 1-3 Wiederholungen.

Ich habe im Beispiel Wiederholungsbereiche angegeben. Wie hoch die Wiederholungszahl genau sein soll, musst Du situationsbedingt selbst entscheiden. Es geht darum, sich auf die Übung vorzubereiten ohne dabei stark zu erschöpfen. Mit der Zeit wirst Du ein Gefühl dafür entwickeln, wann Du für die Übung bereit bist.

Wer Kniebeugen nur mit dem Körpergewicht oder weniger als 20kg Zusatzgewicht durchführt, kann auf Aufwärmsätze verzichten.

Es kann übrigens in einem Ganzkörperworkout sinnvoll sein, auch vor den nachfolgenden Übungen jeweils noch ein paar Aufwärmsätze zu absolvieren. Da man nach der ersten Übung allerdings schon warm ist, reichen hier 1-2 Sätze mit verringertem Gewicht aus.

Beispiel 2

Nehmen wir als Beispiel ein Ganzkörperworkout bestehend aus Kreuzheben, Bankdrücken und vorgebeugtem Langhantelrudern.

Nachdem Du dich bereits erwärmt und die Kreuzheben-Sätze durchgeführt hast, gehst Du zum Bankdrücken über. Nun solltest Du noch 1-2 oder bei Bedarf auch mehr Aufwärmsätze Bankdrücken machen, um dich spezifisch aufzuwärmen. Dabei erhöhst Du ebenfalls progressiv das Gewicht. Wie viele Sätze nötig sind hängt davon ab, ob die Technik sitzt und sich die Muskeln bereit anfühlen. Kurz: Mit ein bisschen Erfahrung wirst Du merken, ob Du soweit bist. Vor dem Rudern werden keine weiteren Aufwärmsätze benötigt, weil Kreuzheben dafür bereits eine gute Vorbereitung darstellt.

14.2 Wie sieht ein regenerationsförderndes Cool Down aus? Soll ich mich dehnen?

Zum Thema Cool Down gibt es einige Missverständnisse, vor allem was das Dehnen betrifft. Oft wird Dehnen direkt nach dem Training empfohlen, um die Regeneration zu fördern. Doch tritt dabei möglicherweise genau das Gegenteil ein. Muskeln werden beim Training beschädigt und eine Dehnung selbiger führt mitunter zur Vergrößerung der Schäden (Risse) und somit zu einer Verlängerung der Regenerationszeit. Daher sollte nach dem Training auf Dehnen verzichtet werden. Auch davor ist es unangebracht, weil sich oftmals gezeigt hat, dass dadurch die Kraftleistungen negativ beeinflusst werden und mitunter das Verletzungsrisiko steigen kann – besser sind hier Mobilitätsübungen wie beispielsweise Armkreisen.
Die einzige Ausnahme davon ist ein Workout mit relativ hohen Flexibilitätsanforderungen, welches direkt nach dem Aufstehen durchgeführt wird. In diesem Fall sind leichte, dynamische Dehnübungen vor dem Workout in Ordnung, weil man morgens noch sehr unbeweglich ist. Von dieser Ausnahme abgesehen sollte das Dehnen mit etwas Abstand zum Workout durchgeführt werden. Und ja: Dehnen ist wichtig. Zur Fitness gehört nun mal auch Beweglichkeit. Sein volles Kraftpotenzial kann nur ausschöpfen, wer auch entsprechend beweglich ist. Daher solltest Du dich ruhig häufiger mal dehnen. Wie oft? So oft Du willst. Du kannst dich täglich dehnen, achte nur darauf es nicht direkt vor oder nach dem Workout zu machen.

Nun denn, Dehnen gehört also nicht zum Cool Down. Was kann man tun, um die Regeneration zu beschleunigen? Dazu zählt zunächst ein sanftes Ausklingen des Workouts. Es hat sich immer wieder als regenerationsfördernd gezeigt, wenn nach der Anstrengung nicht abrupt in den Ruhemodus geschalten sondern ein kleiner Übergang platziert wird. 5-10 Minuten bei niedriger Intensität auf dem Stepper oder Fahrradergometer wären eine Option. Auch ein simpler Spaziergang oder leichtes Joggen können dabei helfen, schneller zu regenerieren. Darüber hinaus haben sich Sauna-Gänge und kalte Duschen positiv bemerkbar gemacht, um die Durchblutung (=>Nährstoffversorgung) und somit die Regeneration zu fördern. Notwendig ist es nicht, definitiv aber eine Option.

14.3 Was hat es mit dem Spannungsaufbau im Warm-Up auf sich?

Kraft ist in aller erster Linie eine Fähigkeit, die darauf beruht, Spannung aufzubauen. Spannung ist Kraft. Ein Muskel wird unter Spannung gesetzt und produziert dadurch Kraft. Es gibt beim Training das Phänomen der Ausstrahlung. Dabei übertragen umliegende Muskeln ihre Spannung auf den Hauptmuskel. Anders gesagt kann mehr Kraft produziert werden, je mehr Muskeln und je härter sie angespannt werden. Alle guten Gewichtheber kennen die Notwendigkeit einer harten Anspannung beim Training, um Kraft zu entfalten. Im Bodybuilding ist das leider noch relativ unbekannt. Folgendes solltest Du daher dringend verinnerlichen: **Spanne möglichst viele Muskeln beim Bewältigen von Widerständen so hart wie möglich an!**

Das sollte bereits im Warm-Up trainiert werden, damit die Körper-Geist-Verbindung gefördert und der Spannungsaufbau (also die Kraft) im Haupttraining größer wird. Das Warm-Up dient also auch dazu, den Spannungsaufbau zu trainieren.

Beim Spannungsaufbau kommt im Übrigen auch der hohe Wert der Konzentration zum Tragen. Willentlich müssen viele Muskeln fest angespannt und dabei die Bewegungen koordiniert werden – das funktioniert nur mit einer messerscharfen Konzentration. Wer mit den Gedanken schon beim abendlichen Fernsehprogramm ist, hat keine Chance auf einen großartigen Spannungsaufbau – und hemmt damit sein Potenzial enorm. Ich kann es gar nicht oft genug betonen: **Lerne dich zu konzentrieren und lasse dich beim Training durch absolut nichts ablenken!**
Ein hervorragendes Beispiel für eine größere Kraftentfaltung durch starke Anspannung ist das klassische Drücken. Das klassische Drücken ist

eine der koordinativ anspruchsvollsten Übungen überhaupt, weil dabei viele Muskeln bewusst angespannt werden müssen, um große Gewichte bewegen zu können. Dazu zählen unter anderem Beine, Hintern, Bauch, Rücken, Bizeps, Schultern und Unterarme.

Niemals vergessen: **Stets Spannung aufbauen!**

14.4 Wie kann ich das richtige Trainingsgewicht ermitteln?

Mit zunehmender Trainingserfahrung entwickelt man hierfür ein Gefühl. Für den Anfänger ist leider etwas mehr Aufwand notwendig. Er muss häufiger probieren und teilweise auch im Training korrigieren. Als Hilfestellung gibt es glücklicherweise Tabellen und Rechner, die eine grobe Orientierung ermöglichen. Dazu benötigt man lediglich einen Anhaltspunkt. Ein Gewicht, mit dem Du eine bestimmte Zahl an Wiederholungen absolvieren konntest. Davon ausgehend können Trainingsgewichte für andere Wiederholungsbereiche näherungsweise ermittelt werden. Empfehlenswert ist hierfür die Nutzung eines Online-Rechners, alternativ kann aber auch die nachfolgende, grobe Einteilung (nach Rühle, 1992) genutzt werden.

Wiederholungsanzahl	% der Maximalkraft
1	100
2	95
3-4	90
5-6	85
7-8	80
9-10	75
11-13	70
14-16	65
17-20	60
21-24	55

Nehmen wir also beispielhaft an, Du hast mit 50kg 10 Wiederholungen Kniebeugen geschafft. Das entspricht laut Tabelle 75% deiner Maximalkraft. Nun fragst Du dich, welches Gewicht 100% deiner Maximalkraft entspricht. Dazu rechnest Du folgendermaßen:

$$\frac{50\,kg * 100\,\%}{75\,\%} \approx 67\,kg$$

Das Gewicht, mit dem Du maximal eine Wiederholung schaffen wirst, liegt also *ungefähr* bei 67kg.

Nun nehmen wir an, Du hast mit 75 kg nicht mehr als 5 Wiederholungen Kreuzheben geschafft. Du möchtest nun wissen, mit welchem Gewicht Du ungefähr 20 Wiederholungen Kreuzheben schaffen kannst. 5 Wiederholungen entsprechen laut Tabelle etwa 85% und 20 Wiederholungen rund 60% deiner Maximalkraft. Nun wird wie folgt gerechnet:

$$\frac{75\,kg * 60\,\%}{85\,\%} \approx 53\,kg$$

Wenn Du also rund 20 Wiederholungen Kreuzheben anpeilst, solltest Du ein Gewicht von circa 53 kg verwenden.

Ich hoffe ich konnte das Prinzip einigermaßen verständlich erklären. Wichtig ist sich daran zu erinnern, dass dies nur ungefähre Werte sind, die eine grobe Richtung vorgeben sollen – etwas woran Du dich orientieren kannst. Du musst die Werte daher nicht *exakt* verwenden, sondern nur grob.

14.5 Kann ich mit Muskelkater trainieren?

Diese Frage spaltet die Fitnesswelt und Garantien können hier nicht ausgestellt werden. Es wird zu diesem Thema vermutlich immer Kontroversen geben und schlussendlich musst Du für dich eine Entscheidung treffen. Aber wenn Du mich fragst: Ja. Meiner Erfahrung nach steigt das Verletzungsrisiko durch leichten bis mittleren Muskelkater *nicht*. Viele der Trainingspläne dieses Buches sind sogar darauf ausgelegt, dass mit leichtem Muskelkater trainiert wird. Auf diese Weise wird ein Überschwingen erzeugt, welches den Körper zum Wachstum anregt. Dem

Körper wird dadurch zudem signalisiert, dass er sich gefälligst schneller erholen sollte. Sofern es sich nicht um große Schmerzen oder gar Verletzungen handelt, sollte auch normal trainiert werden können. Bei starken Schmerzen können leichte Gewichte verwendet werden.

14.6 Darf ich trainieren, wenn ich krank bin?

Sofern es sich nur um eine leichte Erkältung handelt, sollte eine *lockere* Einheit im Rahmen sein. Handelt es sich um eine schwerwiegende Krankheit, empfehle ich auf Training gänzlich zu verzichten. Von schweren Einheiten sollte in jedem Fall abgesehen werden, weil dadurch das Immunsystem weiter geschwächt und somit die Erkältung verstärkt werden kann. Leichte Einheiten hingegen können sich als förderlich für die Genesung erweisen, weil der Blutkreislauf in Schwung gebracht wird.

14.7 Was kann ich speziell für den Bauch machen, um ein starkes Sixpack zu bekommen?

Spezielles Training ist in besonderem Maße gar nicht notwendig, da die Grundübungen, allen voran Kniebeugen und Kreuzheben, bereits sehr große Anforderungen an die Kernmuskulatur stellen. Wer seine Gewichte beim Heben und Beugen stetig steigert, wird auch mit einer starken, muskulösen Körpermitte belohnt. Darüber hinaus können natürlich spezielle Übungen die Bauchmuskulatur stärken und optisch merklich verbessern. Crunches gehören allerdings nicht dazu, weil dabei der Bewegungsumfang zu klein ist und nur schwache Wachstumsreize gesetzt werden – die Hebelwirkung ist zu gering. Wesentlich effektiver sind die folgenden Grundübungen für den Bauch: Wood Chopper, Rollout, Beinheben, Brett (Planke), seitliches Brett, Floor Wiper und Windmühle. Wie alle anderen Übungen dieses Buches findest Du auch diese auf *simply-progress.de*.

Für den Aufbau einer ansehnlichen Körpermitte reicht es, diese Übungen hin und wieder in das Ergänzungstraining der Pläne einzubeziehen. Bauchmuskeln sind dabei wie alle anderen Muskelgruppen zu behandeln. Unzählige Wiederholungen bringen Muskeln nicht zum Wachsen, sondern erhöhen bestenfalls die Ausdauer. 8-12 Wiederholungen sind optimal für das Wachstum der Bauchmuskulatur – 30-60 Sekunden Halten bei statischen Übungen wie dem Brett.

Halteübungen sind beim Bauchmuskeltraining übrigens deshalb sehr effektiv, weil die Hauptaufgabe der Bauchmuskeln die Stabilisation des Körpers ist und nichts anderes wird bei Halteübungen trainiert. Beim Bauchmuskeltraining kann neben durchgehenden Wiederholungen auch die bereits bekannte Clustertechnik verwendet werden. Zudem können Übungen zu Supersätzen oder gar Zirkeln kombiniert werden. Ich selbst liebe es beispielsweise direkt nach dem Beinheben das Brett zu machen - dadurch werden die Bauchmuskeln ordentlich in die Mangel genommen.

14.8 Kann ich wirklich täglich trainieren? Mein Trainer hat mich vor Übertraining gewarnt!

Übertraining ist ein Mythos. Ich habe ehrlich gesagt keine Ahnung, woher die absurde Idee kommt, dass man sein Zentralnervensystem bei zu häufigem Training derart schaden kann, dass man mehrere Monate pausieren muss, um sich davon zu erholen. Was es wirklich gibt, ist das so genannte Overreaching. Dabei handelt es sich um eine stark abgeschwächte Form, bei der einige Tage Pause zur Regeneration nötig sind, um wieder vollkommen fit zu werden. Overreaching wird bei einigen Plänen dieses Buches sogar bewusst erreicht, denn dadurch merkt der Körper, dass eine Anpassung an die Belastung zwingend notwendig ist. Mehr Muskelwachstum und eine verbesserte Regenerationsfähigkeit sind die Folge.

Tatsache ist Du kannst täglich trainieren. Seit jeher waren Menschen ohnehin täglich schwerer Arbeit ausgesetzt, um ihr Überleben zu sichern. Nur in der heutigen Zeit scheinen manche Menschen der Meinung zu sein, eine Stunde Training am Tag würde uns komplett überfordern. Bauarbeiter und andere körperlich hart arbeitende Menschen sehen das sicher anders – sie haben aber wahrscheinlich auch noch nicht den Floh vom Übertraining ins Ohr gesetzt bekommen.

Vergiss niemals die SAID-Formel: Der Körper passt sich an spezielle Reize an. Das gilt auch und vor allem für die Regeneration. Wie sonst sollten professionelle Turner mehrere Stunden täglich trainieren können? Ja, das sind Profis, aber auch die haben einmal als Amateure angefangen. Sie haben die Belastung stetig gesteigert und so hat sich der Körper mit der Zeit an die höhere Trainingsfrequenz mit einer schnelleren Regenerationsfähigkeit angepasst. Die Pläne dieses Buches sind bereits so gestaltet, dass sich der Körper nach und nach anpassen kann. Trotz allem ist jeder Mensch anders und der ein oder andere mag etwas mehr Zeit zur Anpassung benötigen. Solltest Du echte Überlastungserscheinungen spüren, kannst Du die Trainingsintensität etwas herunterfahren. Lieber eine leichtere Trainingseinheit als gar keine.

14.9 Darf man auch als Jugendlicher mit Gewichten trainieren?

Dieses Thema ist leider nicht eindeutig geklärt. Ich persönlich denke: Ja. In unserer heutigen Zeit wird die Jugend ziemlich verwöhnt. Körperliche Belastungen gibt es nur wenige. Primär wird geistig gearbeitet. Doch das ist erst seit 20 oder 30 Jahren der Fall. Davor mussten Jugendliche und Kinder stets körperlich schwer arbeiten. Es war notwendig zum Überleben, dass auch die Kinder ihren Beitrag leisteten – beispielsweise als Erntehelfer auf dem Feld oder beim Ausmisten des Stalls und so weiter. Nun, sehen wir uns einige ältere Leute, die als Kinder häufiger körperlich schwere Arbeit leisten mussten, einmal genauer an, so lassen sich einige Haltungsschwächen und allgemeine körperliche Instabilität beobachten. Doch liegt das meiner Meinung nach nicht daran, dass Jugendliche und Kinder nicht schwer arbeiten dürfen, sondern eher an der Art der Arbeit. Wer beispielsweise eine schwere Düngekiepe um den Nacken geschnallt vor sich herschleppt, wird über kurz oder lang muskuläre Dysbalancen und infolgedessen Haltungsschäden entwickeln. Wird die körperliche Arbeit hingegen ausgeglichen und fordernd statt überfordernd

gestaltet, so sollte es meiner Meinung nach keine Probleme geben – auch nicht bezüglich des Wachstums. Denn wie schon gesagt, waren zu früheren Zeiten fast alle Kinder und Jugendlichen zu körperlich schwerer Arbeit verpflichtet, so dass sich die Evolution daran angepasst haben muss.
Nichtsdestotrotz bin ich kein Arzt und weit davon entfernt, in diesem Punkt wirklich kompetente Ratschläge erteilen zu können. Es ist lediglich meine Meinung. Da mit Wachstumsschäden nicht zu spaßen ist, würde ich empfehlen auf Nummer sicher zu gehen und nicht vor dem 16. Lebensjahr, idealerweise erst ab dem 18., mit schwerem Krafttraining zu beginnen.

Für minderjährige Athleten eignen sich allerdings diverse andere Sportarten wie beispielsweise Fußball, Handball, Basketball, Schwimmen, Leichtathletik sowie die verschiedenen Kampfsportarten bestens dazu, Kondition aufzubauen und eine entsprechende Bewegungskoordination auszubilden. Auch Körpergewichtsübungen wie Liegestütze und Kniebeugen sind bestens für Jugendliche und Kinder geeignet. Die Pläne dieses Buches sollten aber besser erst im ausgewachsenen Zustand durchgeführt werden.

14.10 Sind die Trainingspläne auch für Frauen geeignet?

Ja. Sie wurden zwar für Männer konzipiert, sind aber selbstverständlich auch für Frauen geeignet. Die Trainingsprinzipien für Frauen und Männer sind die Gleichen, daher sollen Frauen vom Grundsatz her nicht anders trainieren. Allerdings haben Frauen beim Training oftmals andere Zielsetzungen. Männer wollen breite Schultern, große Arme und ein Sixpack, wohingegen Frauen eher die Haut straffen, Fett an den Problemstellen verlieren und Beine sowie Hintern formen wollen. Was viele Frauen nicht wollen, sind extrem muskulöse, breite Oberkörper. Also ein bisschen das Gegenteil von dem, was die Männer wollen. Das warf die Idee auf, Frauen müssten anders trainieren. Wenn Männer mit schweren Gewichten für muskulöse Körper arbeiten, dann sollten Frauen eher

leichte Gewichte „zum definieren“ wählen. Eines wird dabei allerdings vergessen: Frauen bauen viel, viel langsamer Muskelmasse auf als Männer.
Damit will ich das weibliche Geschlecht in keinster Weise beleidigen, sondern einfach nur eine Tatsache klarstellen. Muskelaufbau erfordert ein wachstumsfreundliches hormonelles Umfeld – dazu zählt unter anderem ein hoher Testosteronspiegel. Bei Frauen ist dieser naturgemäß sehr viel niedriger, sodass es mit dem Muskelaufbau *deutlich* langsamer vonstattengeht. Die Angst, man würde quasi über Nacht übermächtige Arme bekommen, wenn man mal schwerere Gewichte anfasst, ist daher komplett unbegründet. Zudem liegt ein weiterer Irrtum vor: Leichte Gewichte sind keinesfalls zum Definieren geeignet.

Definition ist nichts anders als Fettabbau und schwere Gewichte verursachen einen großen Nachbrenneffekt, sodass letztlich mehr Energie verbrannt wird als beim Training mit leichten Gewichten. Hier können wir Parallelen zum Cardio ziehen, wo kurze, intensive Belastungen wesentlich effektiver als langanhaltende, lockere Belastungen sind.

Was die speziellen Trainingsziele der Frauen angeht: Dieses Buch legt einen großen Wert auf die Grundübungen, allen voran Kniebeugen und Kreuzheben. Diese beiden Übungen sind *bestens* dafür geeignet, die Beine zu „formen“ und zu straffen sowie einen knackigen Hintern zu bekommen – versprochen! Daher können die Pläne im Adonis-Guide definitiv auch von Frauen durchgeführt werden.

14.11 Muss ich den vollständigen Plan in der angegebenen Reihenfolge durchführen?

Der vorgestellte 365-tägige Plan mit all seinen Phasen ist lediglich ein Vorschlag meinerseits. Die Phasen sind so aufeinander abgestimmt, dass der Plan funktioniert – und das auf sehr effektive Art und Weise. Allerdings heißt das nicht, man könnte nicht auch auf anderen Wegen Erfolg haben. Es steht dir absolut frei, selbstständig Anpassungen an den Plänen vorzunehmen oder einige Phasen gänzlich auszulassen. Sofern du die zugrunde liegenden Erkenntnisse, die am Ende jeder Phase nochmals zusammengefasst wurden, verinnerlicht hast, solltest Du in der Lage sein, alle Pläne gemäß deiner Vorlieben, Rahmenbedingungen und Zielen anzupassen. Vielleicht willst Du gar nicht so viel abnehmen? Oder nicht allzu viel Muskelmasse aufbauen? Oder Du hast keine Zeit für zwei Trainingseinheiten am Tag? Du bist der Chef, Du kannst entscheiden was Du tust und was nicht. Zieh aus diesem Buch, was dir sinnvoll und nützlich erscheint, und lasse jene Aspekte und Vorgaben weg, mit denen Du nichts anfangen kannst. Vielleicht hast Du bereits einige gute Trainingspläne absolviert, die Du lediglich mit der einen oder anderen Anregung der Pläne dieses Buches erweitern möchtest. Du kannst dich vollkommen frei fühlen zu experimentieren. Dieses Buch ist an sich wertlos und erhält seinen Wert erst durch deine Anwendung. Wenn Du bereits, Trainingserfahrungen gesammelt hast, bist Du möglicherweise mit einigen Aspekten meiner Philosophie nicht einverstanden und das ist auch gut so. Letztlich muss jeder seinen eigenen Weg finden und ich hoffe, dass ich dir zumindest die eine oder andere nützliche Anregung vermitteln konnte.

14.12 Muss ich wirklich so viele Supplemente nehmen? Ich würde lieber gänzlich auf Chemie verzichten.

Die von mir angegebenen Supplemente-Empfehlungen sind lediglich *Möglichkeiten*. Sie können mitunter die Erfolge vergrößern, sind aber keinesfalls Bedingungen für die Erfolge. Du wirst auch gänzlich ohne Supplemente hervorragende Ergebnisse erzielen können. Ich habe die Empfehlungen gemäß ihrer Wichtigkeit geordnet, das heißt die Supplemente, die ich zuerst empfohlen habe (Whey Protein, Creatin, Fischöl und Vitamin D) sind aus meiner Sicht auch die wichtigsten. Es kamen dann stufenweise weitere Supplemente dazu, die Du gegebenenfalls integrieren *kannst*. Alle Supplemente-Empfehlungen zusammen sind das *Maximum*, das ich empfehlen möchte. Bis dorthin halte ich es gesundheitlich für weitestgehend unbedenklich, allerdings rate ich davon ab, darüber hinaus zu gehen, um es mit der Chemiezufuhr nicht zu übertreiben. Der vollkommene Verzicht auf Supplemente ist meiner Meinung nach sogar eine Art Idealfall für die Gesundheit. Die Empfehlungen für Nahrungsergänzungsmittel meinerseits sind eher eine Art Kompromiss aus Gesundheitsbewusstsein und Leistungsorientierung.

14.13 Wie soll ich mich als Vegetarier/Veganer ernähren?

Sorry, aber im Idealfall von Fleisch und Fisch. Es ist wichtig zu verstehen, dass vegetarische oder gar vegane Ernährungsweisen sehr unnatürlich sind. Fleisch und Fisch zählen zu den natürlichsten Nährstoffquellen überhaupt – sie haben unsere Vorfahren ernährt und bilden den Grundstein unserer Entwicklung. Allerdings sollte beim Verzehr speziell von Fleisch unbedingt auf die Qualität geachtet werden. Viele Produkte aus der Massentierhaltung haben nicht mehr viel mit dem Original zu tun. Wann immer möglich sollte Fleisch von Tieren verwendet werden, die unter natürlichen Bedingungen leben und aufwachsen. So enthält das Fleisch von grasenden Rindern beispielsweise wesentlich mehr Omega-3 Fette als das Pendant der Massentierhaltung und das ist erst der Anfang. Die Produkte aus der Massentierhaltung sind häufig mit Hormonen, Antibiotika und wer weiß was sonst noch belastet. Solche Stoffe werden vor allem über das Fett transportiert, das heißt wenn schon aus Massentierhaltung gekauft wird, dann lieber magere Produkte wie Hähnchen- oder Putenbrust. Ansonsten grundsätzlich lieber das Fleisch von frei und natürlich lebenden Tieren kaufen.

Okay, vom ernährungstechnischen Standpunkt einmal abgesehen mag es Menschen geben, die moralische Bedenken bezüglich des Tötens von Tieren haben. Der Verzicht auf Fleisch aus moralischen Gründen ist keinesfalls etwas, für das man sich irgendwie rechtfertigen müsste. Wenn Du zu diesen Menschen gehörst, gestaltet sich die gesamte Ernährung für dich etwas komplizierter. Sie muss zwangsläufig etwas kohlenhydratreicher sein, wenn sie vegetarisch oder gar vegan bleiben soll, um eine entsprechende Variation der Lebensmittel erhalten zu können.

Süßkartoffeln, Kartoffeln, Quinoa (vergleichsweise sehr eiweißreich), Brauner Reis, Linsen, Eier, Nüsse, Käse, Avocados, Samen (z.B. Leinsamen) und Kerne (speziell Kürbiskerne enthalten viel Eiweiß) sowie Gemüse und Obst sind für Vegetarier und Veganer Grundnahrungsmittel. Ich habe in vorangegangenen Kapiteln zwar ausdrücklich eine Low Carb Ernährung für den Fettabbau empfohlen, aber als Vegetarier oder Veganer ist das meiner Meinung nach nicht sinnvoll durchführbar. Weiter schlimm ist das aber nicht, denn solange Du dich naturbelassen ernährst und beim Training alles gibst, wirst Du auch abnehmen können.

14.14 Mir fehlt ein genauer Ernährungsplan. Wie viel soll ich von allem genau essen?

Falscher Ansatz. Ernährung darf nicht in Mathematik enden. Vermutlich nerve ich dich damit schon ein wenig, aber ich muss es nochmals unterstreichen: Versuche von Anfang an einen intuitiven Zugang zur Ernährung zu finden, denn irgendwann wirst Du einfach wissen, was und wie viel genau Du brauchst. Das funktioniert aber nur, wenn Du entsprechende Erfahrungen sammelst, sprich wenn Du dich darauf einlässt. Als Belohnung wird die Ernährung langfristig gesehen deutlich weniger aufwendig. Auch die Erfolge verbessern sich durch eine intuitive Ernährung, denn es gibt keine Formel, keine Nährwertangabe, die tatsächlich den exakten Bedarf wiedergibt. Er unterliegt so vielen Einflussfaktoren und vor allem täglichen Schwankungen, dass es keinen Sinn macht, genaue Mengenangaben bezüglich Kalorien, Eiweiße, Kohlenhydrate und Fette zu machen – es sei denn um Geld damit zu verdienen.

Studiere die Verpackungsangaben der Produkte. Wie sehen die Nährwertangaben aus? Enthält die Zutatenliste zahlreiche chemische Zusätze? Lerne ein Gefühl für die Lebensmittel, die Du zu dir nimmst, zu bekommen. Eine vollwertige Mahlzeit besteht immer aus den folgenden drei Komponenten: Energielieferant, Eiweißlieferant, Mikronährstofflieferant.

Natürlich enthalten letztlich alle natürlichen Lebensmittel eine Kombination dieser drei Komponenten, allerdings lassen sie sich schwerpunktmäßig einteilen.

Energielieferanten: fett- oder kohlenhydrathaltige Lebensmittel (Süßkartoffeln, Reis, Quinoa, Nüsse, Avocados, fettiges Fleisch, fettiger Fisch, Eier, Früchte etc.)

Eiweißlieferanten: Fleisch (mager und fettig), Fisch (mager und fettig), Eier, Käse, Quark, Eiweißpulver etc.

Mikronährstofflieferanten: Gemüse und Obst

Jede Mahlzeit sollte aus diesen drei Komponenten bestehen. Als nächstes gilt es die Zusammensetzung aufgrund des Zieles zu gestalten. Beobachte dein Körpergewicht und Spiegelbild sowie deine Gefühlslage und ziehe daraus die richtigen Schlüsse.

Du willst Muskeln aufbauen, nimmst aber kein bisschen zu? Vergrößere die Menge der Energielieferanten.

Du willst abnehmen, fühlst dich aber schwach und verlierst Muskelmasse? Vergrößere die Menge der Eiweißlieferanten.

Du wirst häufig krank? Vergrößere die Menge der Mikronährstofflieferanten (speziell Gemüse!).

Lerne die Signale deines Körpers richtig zu deuten sowie ein Gefühl für die Lebensmittel zu entwickeln und Du wirst sehen, dass sich die Ernährung mit der Zeit ganz automatisch regelt. Essen nach Plan ist von Gestern.

14.15 Was soll ich tun, wenn ich Hardgainer bin? Muss ich dann nicht anders trainieren, mich anders ernähren?

Zunächst einmal: 80-90% der Menschen, die sich selbst als Hardgainer bezeichnen, sind einfach nur chronische „Undereater“. Das heißt sie essen schlicht zu wenig. Sie hören Geschichten von Menschen aus dem Umfeld, die es sich nicht leisten können Pizza zu essen, weil sie sonst zunehmen würden, und denken sich dann etwas wie: „Hey, ich esse öfter Pizza und nehme nicht zu – ich bin ein Hardgainer". Allerdings macht immer auch die Menge das Gift – von einer Pizza allein nimmt man nicht zu. Sondern nur, wenn insgesamt zu viele Kalorien konsumiert wurden. Und viele „Hardgainer" essen *insgesamt* einfach zu wenig.

Nichtsdestotrotz ist die Vorstellung vom Hardgainer *kein* Mythos. Es gibt einige wenige Menschen, die einen sehr schnellen Stoffwechsel haben und daher extrem viel essen müssen, um zunehmen zu können - vorausgesetzt es liegt keine gesundheitliche Einschränkung vor.

Zuallererst gilt es sich hierbei auf den ultimativen Vorteil zu konzentrieren: Hardgainer sind *Easy-Looser*. Sie müssen sich also nicht großartig um den Fettabbau kümmern. In diesem Sinne kann ein echter Hardgainer mit den Fettabbauphasen dieses Buches vermutlich nicht viel anfangen und sollte sich daher eher auf die Muskelaufbaupläne konzentrieren.

Was die Ernährung angeht, gilt folgendes: Iss mehr. Für den Hardgainer ist das Essen teilweise eine größere Herausforderung als die Arbeit im Studio selbst. Essen wird zur neuen Challenge, denn ein Hardgainer muss auch dann weiter essen, wenn er bereits satt ist. Darüber hinaus sollten sich Hardgainer vermehrt auf energiereiche Lebensmittel konzentrieren. Nüsse, viel Milch, fettiges Fleisch, fettiger Fisch, Eier, Avocados, Süßkartoffeln, Käse. Mageres Fleisch und magerer Fisch sollten hingegen etwas reduziert werden, weil sie sättigen ohne großartig Energie zu liefern. Außerdem sollte besonders viel Obst gegessen werden, denn es liefert neben zahlreichen Mikronährstoffen auch wertvolle Energie.

Ein ganz wichtiger Punkt ist zudem die Tatsache, dass flüssige Nahrung weniger sättigt als feste. Nicht nur Milch sollte also zum Grundnahrungsmittel werden, sondern Shakes im Allgemeinen. Die wichtigste Anschaffung des Hardgainers ist ein leistungsfähiger Mixer. Darin lassen sich Früchte aller Art, Nüsse, Haferflocken, Leinsamen, Sonnenblumen-

und Kürbiskerne sowie Eiweißpulver, Quark und Milch zu einem leckeren, nährstoff- und energiereichen Shake vermischen. Ein Hardgainer sollte ruhig mehrere solcher Shakes täglich trinken.

Ein häufiger Fehler, den Hardgainer oftmals begehen, ist hingegen der Gedanke, man könnte sich mit Junk-Food vollstopfen. Ja, Schokolade, Gummibären, Burger und Co. liefern viel Energie. Allerdings sind sie nährstoffarm, sodass dem Körper zu deren Verarbeitung wichtige Mikronährstoffe entzogen werden. Diese Nährstoffe wiederum werden zur Aufrechterhaltung des Immunsystems und für alle anderen Prozesse im Körper – inklusive Muskelaufbau – benötigt. Daher sollten auch Hardgainer so gut es geht auf naturbelassene Lebensmittel setzen. Allerdings kann sich der Hardgainer gelegentlich natürlich auch Ausnahmen erlauben – speziell unmittelbar nach dem Training.

14.16 Ich bin extrem übergewichtig, kann ich trotzdem den Plänen dieses Buches folgen?

Die Pläne sind grundsätzlich auch für übergewichtige Menschen geeignet. Bei starkem Übergewicht kann Krafttraining jedoch problematisch sein. Wenn beispielsweise nicht einmal eine saubere Kniebeuge mit dem Körpergewicht möglich ist, würde ich zunächst noch vom Krafttraining abraten. Zu diesem Zeitpunkt gilt es auf schonende und zugleich möglichst schnelle Art und Weise, das Körpergewicht zu reduzieren. Dazu empfehle ich, regelmäßig schwimmen zu gehen, weil das besonders gelenkschonend ist (der Auftrieb im Wasser verringert im Prinzip das wirksame Körpergewicht) und viele Kalorien verbraucht. Zudem empfiehlt sich eine kohlenhydratarme Ernährung, wie ich sie in den Kapiteln 7 und 8 (Phase II und III) beschrieben habe. Schwer übergewichtige Menschen können sehr große Erfolge über die Ernährung erzielen, nur machen sie oft den Fehler, einfach extrem wenig oder gar nichts zu essen. Das führt langfristig nur zu noch größerem Übergewicht, also iss dich ruhig satt aber setze dabei auf naturbelassene, kohlenhydratarme Lebensmittel.

14.17 Ich würde mich gerne gesünder ernähren, meine Freunde lassen aber immer wieder hämische Bemerkungen fallen. Wie soll ich damit umgehen?

Das ist die Funktionsweise der Gesellschaft. Eine Gesellschaft versucht allen Mitgliedern Funktionen zuzuordnen, Moralvorstellungen zu etablieren und sie für den Erhalt der Gesellschaft arbeiten zu lassen. Jeder Mensch wird in eine von der Gesellschaft vorgegebenen Rolle hineingeboren. Versucht sich jemand davon zu lösen, eigenen Vorstellungen nachzugehen, sich selbst zu verwirklichen, statt nur die vorgegebene Rolle zu erfüllen, so wird dies von der Gesellschaft als Bedrohung angesehen. Doch sind es die Ausreißer, die die Gesellschaft wirklich voran bringen, denn nur sie sind frei im Denken und Handeln.

Was willst Du im Leben erreichen? Willst Du im grauen Einheitsbrei versinken, gelebt werden, statt zu leben, und dich artig von den Dogmen und Perspektiven der Gesellschaft lenken lassen oder willst Du dein eigenes Leben leben, Erfüllung finden, etwas bewegen? Diese Frage solltest Du für dich beantworten und entsprechend handeln. Mit Widerstand muss immer gerechnet werden, doch bietet Widerstand stets auch den notwendigen Reiz zum Wachstum. Schaffst Du es den Widerstand zu überwinden, wirst Du zu einer stärkeren, gefestigteren Persönlichkeit.
Was also willst Du tun? Dich herunterziehen lassen oder oben bleiben? Gar anderen nach oben helfen? Dein Leben, deine Entscheidung.

15 Jeder Tag zählt

Der Adonis-Guide enthält ausschließlich umfassende, intensive Trainingspläne, welche zunächst eine gewisse Opferbereitschaft erfordern. Obwohl das Thema Motivation bereits in Kapitel 13.3 „Fang an zu spielen" behandelt wurde, habe ich mich dazu entschlossen, dieses Kapitel zu verfassen, denn nichts ist wichtiger als motiviert zu bleiben. Das gilt vor allem für hochfrequentes Training, welches nicht gerade wenig Zeit in Anspruch nimmt.

Wer bestmögliche Ergebnisse beim Training erzielen möchte und daher intensive Trainingspläne zu überstehen hat, braucht eine gewisse Leidensfähigkeit und ein entsprechendes Durchhaltevermögen. Oftmals ist es dabei gar nicht so sehr der Moment des Schmerzes im Training selbst, der die Disziplin auf eine harte Probe stellt. Vielmehr ist es die Zeit davor, wenn man sich bewusst wird, was einen erwartet, welche Schmerzen aufgenommen werden müssen und welche in den folgenden Einheiten noch kommen. Das ist die Zeit, in der sich der gerissene Verstand meldet und eine Ausrede nach der anderen erschafft, die Sinnhaftigkeit des Ganzen in Frage stellt, um zurück zum leichten Weg zu finden.
Beinahe jeder schafft es, in einer einzigen Einheit über sich hinaus zu wachsen und Schmerzen für den Erfolg zu akzeptieren. Die Wenigsten schaffen so etwas allerdings über einen längeren Zeitraum. Wenn das Ziel nicht mehr in Sichtweite ist, wenn der Weg ins Unendliche zu laufen scheint, erst dann zeigt sich wer wirklich einen starken Charakter hat. Die Beharrlichkeit ist das Königsattribut, eine Grundbedingung für den Erfolg.

Konzentriere dich auf den Weg

Ich lese oft von der Empfehlung, sich seiner Ziele bewusst zu werden, die positiven Gefühle bei Erreichung eines wichtigen Ziels zu verinnerlichen und stets zu vergegenwärtigen. Ich habe diese Empfehlung etwa in der Form sogar schon selbst ausgesprochen. Aber je länger ich darüber nachdenke und dabei mein eigenes Leben beobachte, desto stärker wird mein Glaube, dass eine beinahe besessene Zielorientierung der Grund für den Misserfolg ist.

Laotse hat es richtig erkannt: *„Eine Reise von 1000 Meilen beginnt mit dem ersten Schritt."* Doch wenn Du dich gedanklich schon im Ziel befindest, wirst Du aller Wahrscheinlichkeit nach keine ausreichende Kraft für den Weg besitzen. Wer sich zu stark auf seine Ziele konzentriert, schweift mit den Gedanken permanent in die Zukunft ab, dabei findet das Leben immer nur in der Gegenwart statt. Jedweder zukünftiger Erfolg beginnt in der Gegenwart. Die Konzentration auf die Ziele kann die Begeisterung vom Weg, also von der Gegenwart, nehmen. Der Weg erscheint dann immer mehr als Opfer, als Qual. Solange das Ziel noch fest in Sicht bleibt mag man diese Opfer auf sich nehmen, doch bei jedem großen Ziel kommt stets der Punkt, an dem dessen Erreichung scheinbar in weite Ferne rückt. Wenn der Weg steiniger wird, verblasst das Ziel allmählich und wenn bis dato alle Gedanken auf das Ziel gerichtet wurden, wenn jegliche Motivation aus der zukünftigen Erreichung des Ziels gezogen wurde, bricht die Willenskraft in dem Moment zusammen, wenn das Ziel gänzlich aus den Augen verloren wird. Ziele sind daher aus meiner Sicht eher ein ungeeigneter Antrieb für harte, beständige Arbeit. Sie sind notwendig, um dem Schaffen eine Richtung zu geben, aber als primäre Motivationsquelle sollte man sich eher woanders umsehen – in seinem tiefsten Innern.

Finde deinen Weg

Was passiert eigentlich wenn Du eines deiner Ziele erreicht hast? Lange hast Du dich danach gesehnt und dann ist der magische Moment endlich da. Natürlich genießt Du ihn, bist glücklich und erfüllt – in diesem Moment. Schon kurze Zeit später jedoch hast Du dich an den Gedanken gewöhnt. Der Zauber verfliegt und was machst Du dann? Du suchst dir ein neues, vielleicht ein größeres Ziel nach dem Du streben kannst. Auf diese Weise werden Glück und Erfüllung stets auf einen winzigen Augenblick in der Zukunft verschoben. Für ein glückliches, erfülltes Leben gibt es meiner Meinung nach daher keine Alternative als den Weg lieben zu lernen. Wenn Du das nicht schaffst, hast Du schlicht und einfach den falschen Weg gewählt. Natürlich wird es keinen sinnvollen Weg geben, auf dem Du zu jeder Zeit glücklich bist und niemals Opfer bringen musst, aber es gibt Wege, auf denen Du dich grundsätzlich wohl fühlst. Wege, die dich im Großen und Ganzen glücklich machen. Auf diesen Wegen baust Du in kürzester Zeit Momentum auf, sodass dich kleinere oder größere Probleme nicht ins Wanken bringen. Der Weg wird mit der Zeit zum Selbstzweck und auch wenn es unglückliche Zeiten geben wird, werden sie dich nicht aus der Bahn bringen – denn das ist *dein* Weg. Hast Du ihn endlich gefunden, so kann dich niemand davon abbringen.

Der Weg der Entwicklung

...entspringt dem inneren Drang aller Lebewesen zum Wachstum. Er basiert auf einem Urtrieb, der tief in dir drin bereits existiert und in den modernen Zeiten aufgrund der Ablenkungs- und Konsummentalität oftmals lediglich von schlechten Angewohnheiten überstrahlt wird. Aber er ist da. Du musst nur den Zugang zu ihm finden. Entdecke die Kraft in deinem Inneren, den Trieb zum Wachstum und ziehe daraus deine Motivation. Ganz gleich welches Ziel Du erreichen möchtest, ob Du nun 200kg beugen, chemische Lebensmittel vom Speiseplan streichen, dein eigenes Unternehmen aufbauen oder eine Familie gründen möchtest. Wenn Du den inneren Trieb vorwärts zu gehen entdeckst, kannst Du daraus jede Menge Motivation für deine Ziele gewinnen. Jede Handlung auf dem Weg zu deinen Zielen steht dann im Einklang mit deinem inneren Drang zu wachsen und wird daher zum angesprochenen Selbstzweck. Die einzige große Schwierigkeit besteht darin, den Zugang zu deinem inneren Trieb zu finden. Es ist verlockend sich den ganzen Tag über mit was auch immer – mag es auch noch so produktiv sein – zu beschäftigen. Aber wenn Du dir keine Freiräume schaffst, in denen Du dich ausschließlich mit dir selbst beschäftigst, verlierst Du mit der Zeit den Zugang zu deinem inneren Wesen. Zu deiner Motivation und Intuition. Dadurch verlierst Du Kraft, Weisheit und Identifikation. Schaffe dir regelmäßig Freiräume und reflektiere über dich und dein Leben. Wer bist Du überhaupt? Wie sieht dein Leben aus? Wie soll dein Leben aussehen? Was musst Du dafür tun? Die Meditation ist ein gutes Mittel, sich seiner Selbst bewusst zu werden, allerdings reicht es in der Regel auch, einfach still dazuliegen und den Blick nach innen zu richten.

Jeder Tag zählt

Auf dem Weg der Entwicklung, auf den Wegen zu deinen entwicklungsorientierten Zielen, zählt jeder Tag. **Wenn es wichtig ist, tue es jeden Tag!** Wenn Du deine körperliche Leistung oder Ästhetik unbedingt verbessern willst, dann arbeite möglichst jeden Tag dafür. Wenn Du in deinem Job etwas erreichen möchtest, hänge dich täglich voll rein. Wenn Du dich gesünder ernähren willst, richte dich jeden Tag danach. Räume den wichtigen Dingen in deinem Leben den Platz ein, den sie verdienen und verschwende deine Zeit nicht mit Nebensächlichkeiten. Deswegen ist es auch so wichtig, dass der innere Wachstumstrieb und nicht die Ziele an sich als Motivationsquelle dienen sollen. Jeden Tag im Zeichen bestimmter Ziele zu verbringen, kostet enorm viel Motivation. Wer sich nur auf das Ziel versteift, wird die Motivation mit großer Wahrscheinlichkeit schnell verlieren.

Der allgemeine Grundtenor in der aktuellen Trainingsliteratur und Fragestellungen von Athleten ist es, körperliche Ziele möglichst ohne Arbeit und idealerweise in maximal 4 Wochen zu erreichen. So wenig wie möglich tun, so viel wie möglich erreichen. Was nach Effizienz klingt, ist nichts anderes als Trägheit. 80% des Weges mögen für Nebensächlichkeiten ausreichen, nicht jedoch für deine wirklich wichtigen Ziele. Die erfordern tägliche, harte Arbeit. Welche Ziele das für dich sind, kannst nur Du entscheiden. Da Du dir allerdings dieses Buch zugelegt hast, gehe ich davon aus, dass Du körperliche Ziele verfolgst und daher habe ich mich gegen die klassischen, zeitsparenden 3-mal-die-Woche Trainingspläne entschieden und anspruchsvollere, zeitintensivere Pläne erstellt in der Überzeugung, dass Du damit einerseits bestmögliche Erfolge erzielen und dich andererseits als Persönlichkeit und nicht nur an der Oberfläche weiterentwickeln kannst. Das Folgende darfst Du bei allen Trainingsmethoden und Plänen jedoch niemals vergessen. Jedes körperliche Ziel benötigt vor allem eines: Zeit. Ich sagte es bereits, Du kannst nicht erwarten, in wenigen Wochen viele Kilogramm Fett abzubauen und Muskeln aufzubauen. Um deine körperliche Ästhetik umfassend zu verbessern, musst Du geduldig sein und wenn Du dich dabei nur auf das Ziel konzentrierst, verlierst Du schnell die Motivation. Werde dir bewusst, was Du da eigentlich tust. Erkenne, dass Du deinen Körper und Geist stählst, deinen Charakter prägst und all die im Leben generell wichtigen Eigenschaften wie Beharrlichkeit, Konzentration, Disziplin, Kampfeswillen forderst und förderst.

Mit jeder Trainingseinheit entwickelst Du dich als Mensch ganzheitlich weiter!

Ist das nicht eine sinnvolle Zeitinvestition? Viele Menschen verschwenden ihre Zeit mit weitaus unbedeutenderen Dingen. Ich will dir damit nicht sagen, Du sollst all die üblichen Vergnügungen aufgeben – jeder benötigt Auszeiten. Ich möchte dich nur dazu animieren, ohne dich zu kennen, deine *Prioritäten* zu überdenken und gegebenenfalls neu zu setzen.
Bist Du bereit, hart an deiner Entwicklung zu arbeiten? An deiner körperlichen und geistigen Entwicklung? Bist Du bereit, dir den Adonis-Körper zu verdienen? Bereit deine Trägheit zu überwinden und aktiv zu streben? Worauf wartest Du? Das Lesen von Büchern ist eine tolle Sache, aber schlussendlich zählt nur, was Du auch umsetzt. Vom Reden, Denken und Träumen hat noch niemand Großes vollbracht. Es zählt nur die Handlung. Fang endlich an zu handeln. Deine Zeit läuft ab und was hast Du erreicht? Was willst Du erreichen? Worauf wartest Du? Wie viele Tage lässt Du noch verstreichen? Jeder Tag zählt.

5743372R00115

Printed in Germany
by Amazon Distribution
GmbH, Leipzig